海外館藏中醫古籍珍善本輯存（第一編）

第二十四册

劉金柱 羅 彬 主編

傷寒論註來蘇集（二）

廣陵書社

仲景方書類

傷寒論註來蘇集（二）

卷二—四

〔清〕柯琴　著　博古堂　乾隆三十一年刻本　文政四年重刻本

傷寒論註目次

卷二

傷寒商議卷之二

二

傷寒論註卷二

南陽　張機　仲景原文
慈谿　柯琴　韻伯編註
崐山　馬中驊驤北較訂

麻黃湯證上

太陽病頭痛發熱身疼腰痛骨節疼痛惡風無汗而喘者麻黃湯主之

太陽主一身之表風寒外束陽氣不伸故一身盡疼太陽脈抵腰中故腰痛太陽主筋所生病諸筋者皆屬于節故骨節疼痛從風寒得故惡風風寒客于人

則皮毛閉故無汗太陽為諸陽主氣陽氣鬱于內故喘太陽為開立麻黃湯以開之諸症悉除矣○麻黃八症頭痛發熱惡風同桂枝症無汗身疼同大青龍症本症重在發熱身疼無汗而喘

本條不冠傷寒又不言惡寒而言惡風先輩言麻黃湯主治傷寒不治中風似非確論蓋麻黃湯大青龍湯治中風之重劑桂枝湯葛根湯治中風之輕劑傷寒可通用之非主治傷寒之劑也

脈浮者病在表可發汗宜麻黃湯脈浮而數者可發汗宜麻黃湯

前條論症、此條論脈、言浮而不言遲弱者、是浮而有力也、然必審其熱在表乃可用、若浮而大有熱屬藏者、當攻之、不令發汗矣、若浮數而痛偏一處者、身雖疼不可發汗、

數者急也、即緊也、緊則為寒、指受寒而言、數則為熱、指發熱而言、辭雖異而意則同、故脈浮緊者、即是麻黃湯症、

脈浮而數、浮為風、數為虛、風為熱、虛為寒、風虛相摶、則洒淅惡寒也、

脈浮為在表、表者何、以表有風邪故也、邪之所湊、其氣

必虛數本為熱而從浮見則數為虛矣風為陽邪陽浮則熱自發數為陽虛陽虛則畏寒凡中風寒必發熱惡寒者風虛相搏而然也

諸脈浮數當發熱而洒淅惡寒若有痛處飲食如常者畜積有膿也

浮數之脈而見發熱惡寒之症不獨風寒相同而癰瘍亦有然者此浮為表而非風數為實熱而非虛矣發熱為陽浮而惡寒非陽虛矣若欲知其不是風寒當以內外症辨之外感則頭項痛身痛骨節痛腰脊痛非痛偏一處也內感則嘔逆或乾嘔不得飲食則

常如此審之，有畜積而成濃者，庶不致誤作風寒治，則舉瘡家一症例之。治傷寒者，見脈症之相同，皆當留意也。

瘡家身雖疼，不可發汗，汗出則痙。

瘡家病與外感不同，故治法與風寒亦異，若以風寒之法治之，其變亦不可不知也。瘡雖痛偏一處，而血氣壅遏，亦有偏身疼者，然與風寒有別。汗之則津液越出，筋脈血虛，攣急而為痙矣。諸脈症之當審正此故耳。

脈浮數者，法當汗出而愈。若身重心悸者，不可發汗，當

自汗出乃解所以然者尺中脈微此裏虛須表裏實津液自和便汗出愈

脈浮數者于脈法當汗而尺中微則不敢輕汗以麻黃爲重劑故也此表指身裏指心有指營衛而反遺心悸者非也身重是表熱心悸是裏虛然悸有因心下水氣者亦當發汗故必審其尺脈尺中脈微爲裏虛裏虛者必須實裏欲津液和須用生津液若坐而待之則表邪愈盛心液愈虛焉能自汗此表是帶言只重在裏至于自汗出則裏實而表和矣

寸口脈浮而緊浮則爲風緊則爲寒風則傷衛寒則傷

營營衛俱病骨肉煩疼當發其汗也
風寒本自相因必風先開腠理寒得入于經絡營衛俱傷則一身内外之陽不得越故骨肉煩疼脉亦應其象而變見于寸口也緊爲陰寒而從浮見陰盛陽虛汗之則愈矣
緊者急也即數也緊以形象言數以至數言緊則爲寒指傷寒也數則爲熱指發熱也辭異而義則同故脉浮數浮緊者皆是麻黄症
脉法以浮爲風緊爲寒故提綱以脉陰陽俱緊者名傷寒大青龍脉亦以浮中見緊故名中風則脉但浮

者正為風脉宜麻黄湯是麻黄湯固主中風脉症矣
麻黄湯症發熱骨節疼便是骨肉煩疼即是風寒兩
傷營衛俱病先華何故以大青龍治營衛兩傷麻黄
湯治寒傷營而不傷衛桂枝湯治風傷衛而不傷營
曷不以桂枝症之惡寒麻黄症之惡風一反勘耶要
之冬月風寒本同一體故中風傷寒皆惡風惡寒營
病衛必病中風之重者便是傷寒傷寒之淺者便是
中風不必在風寒上細分須當在有汗無汗上着眼
耳

太陽病脉浮緊無汗發熱身疼痛八九日不解表症仍

在、此當發其汗、麻黃湯主之、脈證已微除、其人發煩目
瞑、劇者必衄、衄乃解、所以然者、陽氣重故也、
脈症同大青龍、而異者、外不惡寒、內不煩躁耳、發于
陽者七日愈、八九日不解、其人陽氣重可知、然脈緊
無汗、發熱身疼、是麻黃症未罷、仍與麻黃、只微除在
表之風寒、而不解內擾之陽氣、其人發煩目瞑、見不
堪之狀、可知陽絡受傷、必逼血上行、而衄矣、血之與
汗、異名同類、不得汗、必得血、不從汗解、而從衄解、此
與熱結膀胱、血自下者、同一局也、
太陽脈起自目內眥、絡陽明脈、下鼻、鼻者陽也、目者

陰也血雖陰類從陽氣而升則從陽竅而出故陽盛
則衂陽盛則陰虛陰虛則目瞑也
解後復煩煩見于內此餘邪未盡故用挂枝更汗微
除發煩是煩于外見此大邪已解故不可更汗神景
每有倒句法前輩隨文衍義謂當再用麻黃以散餘
邪不知得衂乃解句何處著落
傷寒脉浮緊者麻黃湯主之不發汗因致衂
脉緊無汗者當用麻黃湯發汗則陽氣得泄陰血不
傷所謂奪汗者無血也不發汗陽氣內擾陽絡傷則
衂血是奪血者無汗也若用麻黃湯再汗液脫則斃

矣言不發汗因致衂豈有因致衂更發汗之理乎觀
少陰病無汗而强發之則血從口鼻而出或從目出
能不懼哉愚故亟爲校正恐誤人者多耳
太陽病脈浮緊發熱身無汗自衂者愈
汗者心之液是血之變見于皮毛者也寒邪堅凝于
外腠理不能開發陽氣大擾于内不能出玄府而爲
汗故逼血妄行而假道于肺竅也今稱紅汗得其旨
哉
衂家不可發汗汗出必額上脈緊急目直視不能眴不
得眠

太陽之脈起自目內眥上額已脫血而復汗之津液枯竭故脈緊急而目直視也亦心腎俱絕矣目不轉故不能眴目不合故不得眠

脈浮緊者法當身疼痛宜以汗解之假令尺中遲者不可發汗以營氣不足血少故也

脈浮緊者以脈法論當身疼痛宜發其汗然寸脈雖浮緊而尺中遲則不得據此法矣尺主血血少則營氣不足雖發汗決不能作汗正氣反虛不特身疼不除而亡血亡津液之變起矣○假令是設辭是深一層看法此與脈浮數而尺中微者同義陽盛者不妨

發汗變症惟衄衄乃解矣陰虛者不可發汗亡陽之變恐難為力

太陽與陽明合病喘而胸滿者不可下麻黃湯主之

三陽俱受氣于胸中而部位則屬陽明若喘屬太陽嘔屬少陽故胸滿而喘者尚未離乎太陽雖有陽明可下之症而不可下如嘔多雖有陽明可攻之症而不可攻亦以未離乎少陽也

陽明病脈浮無汗而喘者發汗則愈宜麻黃湯

太陽有麻黃症陽明亦有麻黃症則麻黃湯不獨為太陽設也見麻黃症即用麻黃湯是仲景大法

右論麻黄湯脉症

太陽病十日已去脉浮細而嗜卧者外已解也設胸滿脇痛者與小柴胡湯脉但浮者與麻黄湯

脉微細但欲寐少陰症也浮細而嗜卧無少陰症者雖十日後尚屬太陽此表解而不了了之謂設見胸滿嗜卧亦太陽之餘邪未散兼脇痛是太陽少陽合病矣以少陽脉弦細也少陽為樞樞機不利一陽之氣不升故胸滿脇痛而嗜卧與小柴胡和之若脉浮而不細是浮而有力也無胸脇痛則不屬少陽但浮而不大則不涉陽明是仍在太陽也太陽為開開病

反閙故嗜臥與麻黃湯以開之使衛氣行陽太陽仍得主外而喜寤矣與太陽初病用以發汗不同當小其制而少與之

右論麻黃湯柴胡湯相關脈症

麻黃湯

麻黃二兩去節　桂枝二兩　甘草一兩炙

杏仁七十個去尖

水九升先煮麻黃減一升去沫內諸藥煮二升半溫服八合覆取微似汗不須啜粥餘如桂枝法

麻黃色青入肝中空外直宛如毛竅骨節狀故能旁

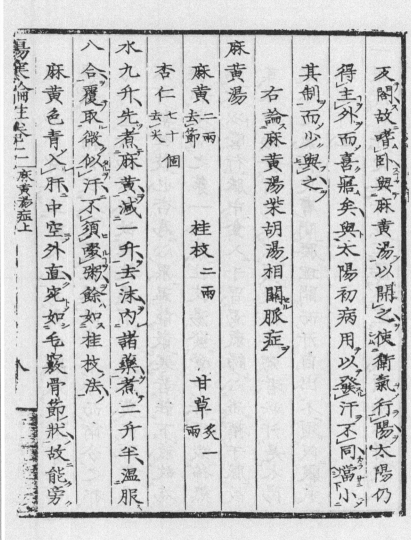

通骨節除身疼直達皮毛為衛分驅風散寒第一品藥然必藉桂枝入心通血脈出營中汗而衛分之邪乃得盡去而不留故桂枝湯不必用麻黃而麻黃湯不可無桂枝也杏為心果溫能散寒苦能下氣故為驅邪定喘之第一品藥桂枝湯發營中汗須啜稀熱粥者以營行脈中食入于胃濁氣歸心淫精于脈故耳麻黃湯發衛中汗不須啜稀熱粥者此汗是太陽寒水之氣在皮膚間腠理開而汗自出不須假穀氣以生汗也

一服汗者停後服汗多亡陽遂虛惡風煩躁不得眠也

汗多者溫粉撲之

此麻黃湯禁也麻黃湯為發汗重劑故慎重如此其用桂枝湯若不汗更服若病重更作服若不出汗可服至二三劑又刺後可復汗汗後可復汗下後可復汗此麻黃湯但云溫服八合不言再服則一服汗者停後服汗出多者溫粉撲之自當列此後大青龍煩躁在未汗先是為陽盛此煩躁在發汗後是為陰虛陰虛則陽無所附宜白虎加人參湯若用桂附以回陽其不殺人者鮮矣

麻黃湯證下

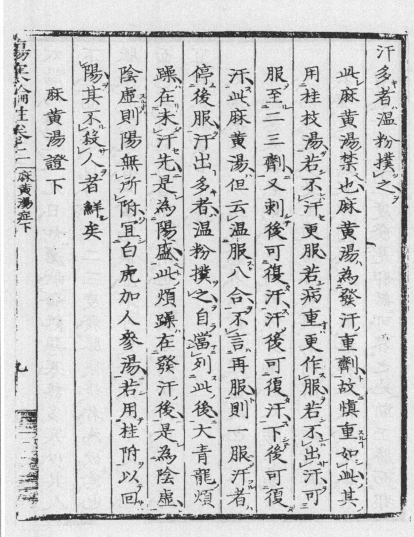

太陽病得之八九日如瘧狀發熱惡寒熱多寒少其人不嘔圊便欲自可一日二三度發脈微緩者為欲愈也脈微而惡寒者此陰陽俱虛不可更發汗更下更吐也面色反有熱色者未欲解也以其不得小汗出身必痒宜桂枝麻黄合半湯

太陽病七日以上自愈者以行其經盡故也七八日不解惡寒發熱如瘧是將轉係少陽矣太陽以陽為主熱多寒少是主勝而客負此為將解之症若其人不嘔是胃無寒邪圊便是胃無熱邪脈微緩是脈有胃氣一日二三度發是邪無可容之地斯正勝而邪

却可勿藥也若其人熱多寒少脉甚微而無和緩之意是弱多胃少曰脾病此至陰虚矣但惡寒而不惡熱是二陽虚矣陰陽俱虚當調其陰陽陰陽和而病自愈不可更用汗吐下法也若其人熱多寒少而面色縁縁正赤者是陽氣怫鬱在表而不得越當汗不汗其身必痒汗出不徹未欲解也可小發汗故將桂枝麻黄湯各取三分之一合為半服而與之所以然者以八九日來正氣已虚邪猶未解不可更汗又不可不汗故立此和解法耳

舊本俱作各半今從宋本校正

麻黄桂枝合半湯

桂枝湯三合、麻黄湯三合、併爲六合、頓服。

後人筭其分兩、合作一方、大失仲景製方之意。

太陽病、發熱惡寒、熱多寒少、脈微弱者、此無陽也、不可發汗、宜桂枝二越婢一湯。

此條與上條中節同義。

本論無越婢症、亦無越婢湯方、金匱要畧有越婢湯方、世本取合者、即是也。仲景言不可發汗、則不用麻黄可知、言無陽則不用石膏可知、若非方有不同、必抄錄者誤耳。竊闕其方、勿留之以滋惑也。

○右論麻黄桂枝合半湯脈症

○麻黄湯變症　汗後虚症

未持脈時病人叉手自冒心師因試令欬而不欬者此必兩耳聾無聞也所以然者以重發汗虚故如此

汗出多則心液虚故叉手外衛此望而知之心寄竅于耳心虚故耳聾此問而知也

病人脈數數為熱當消穀引食而反吐者此以發汗令陽氣微膈氣虚脈乃數也數為客熱不能消穀以胃中虚冷故吐也

上條因發汗而心血虚此因發汗而胃氣虚也與服

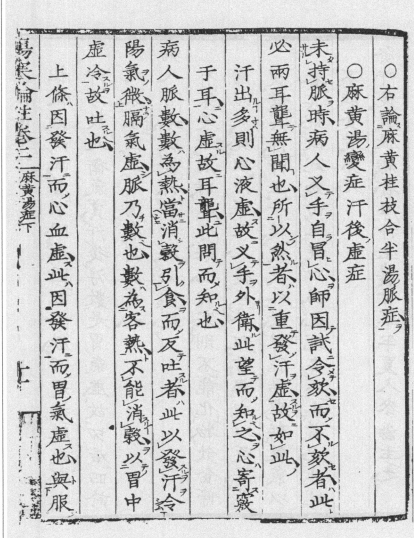

桂枝湯而吐者不同此因証論脈不是拘脈説病未汗浮數是衛氣實汗後浮數是胃氣虚故切居四診之末當因症而消息其虚實也

病人有寒復發汗胃中冷必吐蚘

有寒是未病時原有寒也内寒則不能化物飲食停滞而成蚘以内寒之人復感外邪當温中以逐寒若復發其汗汗生于穀穀氣外散胃脘陽虚無穀氣以養其蚘故蚘動而上從口出也蚘多不止者死吐蚘不能食者亦死

發汗後腹脹滿者厚朴生薑甘草半夏人參湯主之

此條不是妄汗以其又本虛故也上條汗後見不足症此條汗後反見有餘症邪氣盛則實故用厚朴薑夏散邪以除腹滿正氣虛故用人參甘草補中而益元氣

發汗後水藥不得入口為逆若更發汗必吐不止

陽重之人大發其汗有升無降故水藥拒膈而不得入也若認為中風之乾嘔傷寒之嘔逆而更汗之則吐不止胃氣大傷矣此熱在胃口須用梔子湯瓜蒂散因其勢而吐之亦通因通用法也五苓散亦下劑不可認為水逆而妄用之

汗家重發汗必恍惚心亂小便已陰疼與禹餘糧丸

汗家平素多汗人也心液大脱故恍惚心亂甚于心下悸矣心虚于上則腎衰于下故陰疼餘粮土之精氣所融結用以固脱而鎮怯故為丸以治之

厚朴生姜半夏甘草人参湯

厚朴炙去皮　生姜　半夏洗各半斤

甘草二兩　人参一兩

水一斗煮取三升溫服一升日三服

○右論汗後虚症

發汗後不可更行桂枝湯無汗而喘舊本有無字大熱者可

與麻黃杏子甘草石膏湯

下後不可更行桂枝湯若無汗而喘大熱者可與麻黃杏子甘草石膏湯

二條無字舊本訛在大熱上前輩因循不改隨文衍義為後學之迷途仲景每于汗下後表不解者用桂枝更汗而不用麻黃此則內外皆熱而不惡寒必其用麻黃湯後寒解而熱反甚與發汗解半日許復煩下後而微喘者不同發汗而不得汗或下之而仍不汗喘不止其陽氣重也若與桂枝加厚朴杏仁湯下咽即斃矣故于麻黃湯去桂枝之辛熱加石膏之甘

寒佐麻黃而發汗助杏仁以定喘一加一減溫解之
方轉為涼散之劑矣未及論症便言不可更行桂枝
湯見得汗下後表未解者更行桂枝湯是治風寒之
常法

麻黃杏仁甘草石膏湯

麻黃四兩　杏仁五十粒　甘草二兩炙
石膏半斤

水七升先煮麻黃減二升去上沫內諸藥煮取二升溫
服一升

病發于陽而反下之熱入因作結胸若不結胸但頭汗

出餘處無汗至頭而還小便不利身必發黄也
寒氣侵人人即發熱以拒之是為發陽助陽散寒一
汗而寒熱盡解矣不發汗而反下之熱反内陷寒氣
隨熱而入入于胸必結瘀熱在裡故也熱氣炎上不
能外發故頭有汗而身無汗若小便利則濕熱下流
即内亦解不利則濕熱内蒸于藏府黄色外見于皮
膚矣

傷寒瘀熱在裡身必發黄麻黄連翹赤小豆湯主之
熱反入裡不得外越謂之瘀熱非發汗以逐其邪濕
氣不散然仍用麻黄桂枝是抱薪救火矣于麻黄湯

去桂枝之辛甘加連翹梓皮之苦寒以解表清火而利水一劑而三善備且以見太陽發熱之治與陽明迥別也

麻黃連翹赤小荳湯

麻黃　連翹　甘草

生薑各二兩　赤小荳一升　生梓白皮一斤

杏仁四十粒　大棗十二枚

以潦水一斗先煮麻黃再沸去上沫內諸藥煮取三升分溫三服半日服盡

此湯以赤小荳梓白皮爲君而反冠以麻黃者以茲

湯為麻黃湯之變劑也瘀熱在中則心肺受邪營衛不利小荳赤色心家之穀入血分而通經絡致津液而利膀胱梓皮色白專走肺經入氣分而理皮膚清胸中而散瘀熱故以為君更佐連翹杏仁大棗之苦甘瀉心火而和營麻黃生姜甘草之辛甘瀉肺火而調衛潦水味薄能降火而除濕故以為使半日服盡者急方通劑不可緩也此發汗利水又與五苓雙解法徑庭矣

右論麻黃湯變症

葛根湯證

太陽病、項背強几几、無汗惡風者、葛根湯主之

太陽病、項背強几几、而汗出惡風者、桂枝加葛根湯主之

足太陽脈自絡腦而還出下項挾背脊、此從風池而入、不上行於腦、而下行于背、故頭不痛而項背強也、几几、項背牽動之象、動中見有強意、凡風傷衛分則皮毛閉、故無汗、風傷營分則血動搖、故汗自出、不可以本症之無汗為傷寒、他條之自汗出為中風也、桂枝大青龍症、惡風兼惡寒者、是中冬月之陰風、此惡

風不惡寒者是感三時鼓動之陽風風勝而無寒故
君葛根之甘凉減桂枝之辛熱大變麻桂二湯温散
之法
内經云東風生于春病在肝俞在頭項中央為土病
在脾俞在脊又秋氣者病在肩背則知頭項強不屬
冬月之寒風
易以艮為山又以艮為背山主静人以背應之故元
首四肢俱主動而背獨主静葛根稟氣輕清而賦體
厚重此不惟取其輕以去實復取其重以鎮動也此
又培土寧風之法

太陽與陽明合病必自下利葛根湯主之

不言兩經相合何等病但舉下利而言是病偏于陽明矣太陽主表則不合下利下利而曰必必陽并于表表實而裡虛耳葛根為陽明經藥惟表實裡虛者宜之而胃家實非所宜也故仲景于陽明經中反不用葛根若謂其能亡津液而不用則與本草生津之義背矣若謂其能大開肌肉何反加于汗出惡風之合病乎有汗無汗下利不下利俱得以葛根主之是葛根與桂枝同為解肌和中之劑與麻黃之專于發表不同．

太陽與陽明合病不下利但嘔者葛根加半夏湯主之

太陽陽明合病太陽少陽合病陽明少陽合病必自下利則下利似乎合病當然之症今不下利而嘔又似乎與少陽合病矣于葛根湯加半夏兼解少陽半裡之邪便不得為三陽合病

葛根湯

葛根四兩　麻黄二兩　生姜三兩

桂枝二兩　芍藥二兩　甘草一兩

大棗十枚

水一斗先煮麻黄葛根減二升去上沫内諸藥煮取三

升溫服一升覆取微似汗不須啜粥餘如桂枝法輕可以去實麻黃葛根是也去沫者止取其清陽發腠理之義也葛根能佐麻黃而發表佐桂枝以解肌不須啜粥者開其腠理而汗自出涼其肌肉而汗自止是涼散以驅風不必溫中以逐邪矣

桂枝加葛根湯

本方加葛根四兩舊本有麻黃者誤

葛根加半夏湯

本方加半夏半升

大青龍湯

太陽中風脉浮緊發熱惡寒身疼痛不汗出而煩躁者

大青龍湯主之

風有陰陽太陽中風汗出脉緩者是中于鼓動之陽風此汗不出而脉緊者中于凜冽之陰風矣風合脉浮浮緊而沉不緊與傷寒陰陽俱緊之脉有別也發熱惡寒與桂枝症同身疼痛不汗出與麻黃症同惟煩躁是本症所獨故製此方以治風熱相搏耳熱淫于內則心神煩擾風淫末疾故手足躁亂此即如狂之狀也風盛于表非發汗不解陽鬱于內非大寒不

除此本麻黃症之劇者故于麻黃湯倍麻黃以發汗加石膏以除煩○凡云太陽便具惡寒頭痛若見重者條中必更提之凡稱中風則必惡風桂枝症復提惡風者見惡寒不甚此惡寒甚故不見其更惡風也

傷寒脈浮緩發熱惡寒無汗煩躁身不疼但重乍有輕時無少陰症者大青龍湯發之

寒有重輕傷之重者脈陰陽俱緊而身疼傷之輕者脈浮緩而身重亦有初時脈緊漸緩初時身疼繼而不疼者診者勿執一以拘也本論云傷寒三日陽明脈大少陽脈小脈弦細者屬少陽脈浮緩者係太陰

可以見傷寒無定脈也然脈浮緊者必身疼脈浮緩者身不疼中風傷寒皆然又可謂之定脈定症矣脈浮緩下當有發熱惡寒無汗煩躁等証盖脈浮緩身不疼見表症同輕但身重乍有輕時見表証將罷以無汗煩躁故合用大青龍無少陰症仲景正為不汗出而煩躁之症因少陰亦有發熱惡寒無汗煩躁之症與大青龍同法當溫補若反與麻黃之散石膏之寒真陽立亡矣必細審其所不用然後不失其所當用也

前條是中風之重症此條是傷寒之輕症仲景只為

補無少陰句與上文煩躁、互相發明、意不重在傷寒
盖煩躁是陽邪傷寒之輕者有之重者必嘔逆矣
若脈微弱汗出惡風者不可服服之則厥逆筋惕肉瞤
此為逆也
大青龍名重劑不特少陰傷寒不可用即太陽中風
亦不可輕用也此條與桂枝方禁對照脈浮緊汗不
出是麻黄症不可與桂枝湯以中有芍藥能止汗也
脈微弱自汗出是桂枝症不可與大青龍以中有麻
黄石膏故也夫脈微而惡風寒者此陰陽俱虛不可
用麻黄發汗脈微弱而自汗出是無陽也不可用石

膏清裡、蓋石膏瀉胃脘之陽、服之則胃氣不至于四肢、必手足厥逆、麻黃散衛外之陽、服之則血氣不周于身、必筋惕肉瞤、此仲景所深戒也。且脈緊身疼、宜以汗解者、只尺中遲、即不可發汗、況微弱乎。

大青龍症之不明于世者、許叔微始之作俑也。其言曰、桂枝治中風、麻黃治傷寒、大青龍治中風見寒脈傷寒見風脈、三者如鼎足、此三大綱所由來乎。愚謂先以脈論、夫中風脈浮緊、傷寒脈浮緩、是仲景互文見意處、言中風脈多緩、然亦有脈緊者、傷寒脈當緊然亦有脈緩者、蓋中風傷寒各有淺深、或因人之強

弱而異或因地之高下時之乖和而殊症固不可拘
脈亦不可執如陽明中風而脈浮緊太陰傷寒而脈
浮緩不可謂脈緊必傷寒脈緩必中風也按內經脈
滑曰風則風脈原無定象又盛而緊曰脹則緊脈不
專屬傷寒又緩而滑曰熱中則緩脈又不專指中風
矣且陽明中風有脈浮緊者又有脈浮大者必欲以
脈浮緩為中風則二條將屬何症耶令人但以太陽
之脈緩自汗脈緊無汗以分風寒則營衛並不知他
經皆有中風即陽明之中風無人談及矣請以太陽
證之太陽篇言中風之脈症者二一曰太陽中風陽

浮而陰弱陽浮者熱自發陰弱者汗自出嗇嗇惡寒淅淅惡風翕翕發熱鼻鳴乾嘔者桂枝湯主之一曰太陽中風脈浮緊發熱惡寒身疼痛不汗出而煩躁者大青龍湯主之以二症相較陽浮見寒之輕浮緊見寒之重汗出見寒之輕不汗出見寒之重嗇嗇淅淅見風寒之輕翕翕見發熱之輕發熱惡寒見寒熱之俱重鼻鳴見風之輕身疼見風之重自汗乾嘔見煩之輕不汗煩躁見煩之重也言傷寒脈症者二一曰太陽病或未發熱或已發熱必惡寒體痛嘔逆脈陰陽俱緊者名曰傷寒一曰傷寒脈浮自汗出小便

數心煩微惡寒脚攣急以二症相較微惡寒見必惡寒之重體痛見攣急之輕自汗出小便數心煩見傷寒之輕或未發熱見發熱之難必先嘔逆見傷寒之重脉浮見寒之輕陰陽俱緊見寒之重中風傷寒各有輕重如此令人必以傷寒為重中風為輕[illegible]分風寒之中傷而不辨風寒之輕重於是有傷寒見風中風見寒之遁辭矣合觀之則不得以脉緩自汗為中風定局更不得以脉緊無汗為傷寒而非中風矣由是推之太陽中風以火發汗者無汗可知其脉緊亦可知太陽中風下利嘔逆其人漐漐汗出其脉緩

亦可知也要知仲景憑脈辨症只審虛實不論中風傷寒脈之緊緩但于指下有力者為實脈弱無力者為虛不汗出而煩躁者為實汗出多而煩躁者為虛症在太陽而煩躁者為實症在少陰而煩躁者為虛實者可服大青龍虛者便不可服此最易曉也要知仲景立方因症而設不專因脈而設大青龍湯為風寒在表而兼熱中者設不專為無汗而設故中風有煩躁者可用傷寒而煩躁者亦可用蓋風寒本是一氣故湯劑可以互投論中有中風傷寒互稱者如青龍是也中風傷寒並提者如小柴胡是也仲景細審

脈症而施治何嘗拘拘于中風傷寒之名是別乎若仲景既拘拘于中風傷寒之別即不得更有中風見寒傷寒見風之渾矣

夫風為陽邪寒為陰邪雖皆因于時氣之寒而各不失其陰陽之性故傷寒輕者全似中風獨脚攣急不是蓋腰已上為陽而風傷于上也中風重者全似傷寒而煩躁不是蓋寒邪嘔而不煩逆而不躁也然陰陽互根煩為陽邪煩極致躁躁為陰邪躁極致煩故中風輕者煩輕重者煩躁傷寒重者煩躁輕者微煩微煩則惡寒亦微陽足以勝微寒故脈浮不緊

蓋仲景製大青龍全為太陽煩躁而設又恐人誤用青龍不特為脈弱汗出者禁而在少陰尤宜禁之蓋少陰亦有發熱惡寒身疼無汗而煩躁之症此陰極似陽寒極反見熱化也誤用之則厥逆筋惕肉瞤所必致矣故審其症之非少陰則為太陽煩躁無疑太陽煩躁為陽盛也非大青龍不解故不特脈浮緊之中風可用即浮緩而不微弱之傷寒亦可用也不但身疼重者可用即不身疼與身重而乍有輕時者亦可用也蓋胃脘之陽內鬱于胸中而煩外擾于四肢而躁若但用麻黃發汗于外而不加石膏洩熱于

内至熱併陽明而斑黃狂亂是乃不用大青龍之故耳

大青龍湯

麻黃六兩　桂枝二兩　甘草二兩

杏仁四十枚　生薑三兩　大棗十枚

石膏打碎如雞子大一塊

以水九升先煮麻黃減二升去上沫内諸藥煮取三升温服一升取微似有汗

此即加味麻黃湯也諸症全是麻黃而有喘與煩躁之不同喘者是寒鬱其氣升降不得自如故多杏仁

之苦以降氣煩躁是熱傷其氣無津不能作汗故特
加石膏之甘以生津然其質沉其性寒恐其內熱頓
除而外之表邪不解變爲寒中而協熱下利是引賊
破家矣故必倍麻黃以發汗又倍甘草以和中更用
姜棗以調營衞一汗而表裡雙解風熱兩除此大青
龍清內攘外之功所以佐麻桂二方之不及也
麻黃湯症熱全在表桂枝症之自汗大青龍之煩躁
皆兼裡熱仲景于表劑中便用寒藥以清裡蓋風爲
陽邪惟煩是中風面目自汗乃煩之兆躁乃煩之徵
汗出則煩得泄故不躁宜微酸微寒之味以和之汗

不出則煩不得泄故躁必甘寒大寒之品以清之夫芍藥石膏俱是裡藥今人見仲景入表劑中疑而畏之故不敢用當用不用以至陽明寒熱斑黄狂亂也夫青龍以發汗名其方分大小在麻黄之多寡而不在石膏觀小青龍之不用可知石膏不能驅在表之風寒獨清中宮之燔灼觀白虎湯之多用可知世不審石膏爲治煩竟以發汗用十劑云輕可去實豈以至堅至重之質而能發散哉汗多亡陽者過在麻黄耳用石膏以清胃火是仲景于太陽經中預保陽明之先著加姜棗以培中氣又慮夫轉屬太陰也

傷寒表不解心下有水氣乾嘔發熱而欬或渴或利或噎或小便不利少腹滿或喘者小青龍湯主之

發熱是表未解乾嘔而欬是水氣為患水氣者太陽寒水之氣也太陽之化在天為寒在地為水其傷人也淺者皮肉筋骨重者害及五藏心下有水氣是傷藏也水氣未入于胃故乾嘔咳者水氣射肺也皮毛者肺之合表寒不解寒水已留其合矣心下之水氣又上至于肺則肺寒内外合邪故欬也水性動其變多水氣下而不上則或渴或利上而不下則或噎或喘留而不行則小便不利而小腹因滿也製小青龍

以兩解表裡之邪復立加減法以治或然之症此爲
太陽樞機之劑○水氣畜于心下尚未固結故有或
然之症若誤下則硬滿而成結胸矣

小青龍湯方

桂枝　芍藥　甘草
麻黃　細辛　乾姜各三兩
半夏　五味子各半升

以水一斗先煮麻黃減二升去上沫內諸藥煮取三升
溫服一升○若渴去半夏加栝蔞根三兩○若微利去
麻黃加芫花如鷄子大熬令赤色○若噎者去麻黃加

附子一枚炮○若小便不利少腹滿者去麻黄加茯苓四兩○若喘者去麻黄加杏仁半升去皮尖

表雖未解寒水之氣已去營衛故于桂枝湯去姜棗加細辛乾姜半夏五味辛以散水氣而除嘔酸以收逆氣而止欬治裏之劑多于發表焉○小青龍與小柴胡俱爲樞機之劑故皆設或然症因各立加減法蓋表症既去其半則病機偏于向裏故二方之症多屬裏仲景多用裏藥少用表藥未離于表故爲解表之小方然小青龍主太陽之半表裏尚用麻黄桂枝還重視其表小柴胡主少陽之半表裏只用柴胡生

姜但微解其表而已此緣大少之陽氣不同故用表藥之輕重亦異○小青龍證或然五症加減法內即備五方小柴胡證或為七症即具加減七方此仲景法中之法方外之方何可以三百九十七一百一十三拘之

傷寒心下有水氣欬而微喘發熱不渴小青龍湯主之服湯已渴者此寒去欲解也

水氣在心下則欬為必然之症喘為或然之症亦如柴胡湯症但見一症即是不必悉具欬與喘皆水氣射肺所致水氣上升是以不渴服湯已而反渴水氣

內散寒邪亦外散也此條正欲明服湯後渴者是解候恐人服止渴藥反滋水氣故先提不渴二字作服後提出渴者以明之服湯即小青龍湯若寒既欲解而更服之不惟不能止渴且汗亡津液轉屬陽明而成胃實矣○能化胸中之熱氣而為汗故名大青龍能化心下之水氣而為汗故名小青龍盖大青龍表症多只煩躁是裡症小青龍裡症多只發熱是表症故有大小發汗之殊耳○發汗利水是治太陽兩大法門發汗分形層之次第利水定三焦之淺深故發汗有五法麻黃湯汗在皮膚乃外感之寒氣桂枝湯

汗在經絡乃血脈之精氣葛根湯汗在肌膚乃津液之清氣大青龍汗在胸中乃内擾之陽氣小青龍汗在心下乃内畜之水氣其治水有三法乾嘔而欬是水在上焦在上者發之小青龍是也心下痞滿是水在中焦中滿者瀉之十棗湯是也小便不利是水在下焦在下者引而竭之五苓散是也其他壞症變症雖多而大法不外是矣

五苓散證

中風發熱六七日不解而煩有表裡症渴欲飲水水入則吐者名曰水逆五苓散主之多服煖水汗出愈

表熱不解內復煩渴者因于發汗過多反不受水者是其人心下有水氣因離中之真水不足則膻中之火用不宣邪水凝結于內水飲拒絕于外既不能外輸于玄府又不能上輸于口舌亦不能下輸于膀胱此水逆所由名也勢必藉四苓輩味之淡者以滲洩其水然水氣或降而煩渴未必除表熱未必散故必藉桂枝之辛溫入心而化液更伏煖水之多服推陳

而後漸斯水精四布而煩渴解輸精皮毛而汗自出一汗而表裡頓除又大變乎麻黃桂枝葛根青龍等法也○煖水可多服則逆者是冷水熱淫于內故不受寒反與桂枝煖水是熱因熱用法○五苓因水氣不舒而設是小發汗不是生津液是逐水氣不是利水道

發汗已脈浮數煩渴者五苓散主之

上條有表裡之症此條有表裡之脈互相發明五苓雙解之義雖經發汗而表未盡除水氣內結故用五苓若無表症當用白虎加人參湯矣○傷寒發汗解

復煩而脈浮數者熱在表未傳裏也故用桂枝此更加渴則熱已在裏而表邪未罷故用五苓○脈浮而數者可發汗病在表之表宜麻黃湯病在表之裏宜桂枝湯病在裏之表宜五苓散若病裏之裏當用猪苓湯但利其水不可用五苓散兼發其汗矣要知五苓是太陽半表半裏之劑歸重又在半表

太陽病發汗後大汗出胃中乾煩躁不得眠欲得飲水者少少與飲之令胃氣和則愈若脈浮小便不利微熱消渴者五苓散主之

妄發其汗津液大洩故胃中乾汗為心液汗多則離

中水虧無以濟火故煩腎中水衰不能制火故躁精氣不能遊溢以上輸于脾脾不能為胃行其津液胃不和故不得眠內水不足須外水以相濟故欲飲水此便是轉屬陽明症水能制火而潤土水土合和則胃家不實故病愈但勿令恣飲使水氣為患而致悸喘等症也所以然者其人內熱尚少飲不能多勿多與耳如飲水數升而不解者又當與人參白虎湯矣若發汗後脈仍浮而微熱猶在表未盡除也雖不煩而渴特甚飲多即消小便反不利水氣未散也傷寒皆傷于冬時寒水之氣太陽衛外之陽微不足以禦

邪故寒水得以内侵所以心下有水氣胸中之陽又不足以散水氣故煩渴而小便不利耳小便由于氣化肺氣不化金不生水不能下輸膀胱心氣不化離中水虚不能下交于坎必上焦得通津液得下桂枝色赤入丙四苓色白歸辛丙辛合為水運用之為散散于胸中必先上焦如霧然後下焦如瀆何有煩渴癃閉之患哉要知五苓重在脈浮微熱不重在小便不利

太陽病其人發熱汗出不惡寒而渇者此轉屬陽明也渇欲飲水者少少與之但以法救之宜五苓散

此與前上半條同義。前條在大汗後，此在未汗前，即是太陽溫病。要知太陽溫病即是陽明來路，其徑最捷，不若傷寒中風，止從亡津液而後轉屬也。飲水是治溫大法，庶不犯汗吐下溫之悞。夫五苓散又是治飲多之法。夫曰轉屬，是他經所及，其人平日未必胃寔，故預立此法，以防胃家虛耳。仲景治太陽，不特先為胃家惜津液，而且為胃家慮及固瘕穀癉等症矣。

○全條見陽明篇。此節文以備五苓症。

發汗後，飲水多者，必喘，以水灌之，亦喘。

未發汗，因風寒而喘者，是麻黃症；下後微喘者，桂枝加厚朴杏仁症。喘而汗出者，葛根黃連黃芩症。此汗後津液不足，飲水多而喘者，是五苓症。以水灌之亦喘者，形寒飲冷，皆能傷肺，氣迫上行，是以喘也。漢時治病有火攻、水攻之法，故仲景言及之。

太陽病，飲水多，小便利者，必心下悸；小便少者，必苦裡急也。

此望問法，內經所云一者因得之，審其上下，得一之情者是也。見其飲水，即問其小便。小便利，則水結上焦，不能如霧，故心下悸可必；小便少，則水畜下焦，不能如瀆，故裡急可必。火用不宜，致水停心下而悸，水

用不宜致水結膀胱而裡急也
傷寒汗出而心下悸渴者五苓散主之不渴者茯苓甘草湯主之
汗出下當有心下悸三字看後條可知不然汗出而渴是白虎湯症汗後不渴而無他症是病已差可勿藥矣二方皆因心下有水氣而設渴者是津液已亡故少用桂枝多服煖水微發其汗不渴者津液未亡故仍用桂加減更發其汗上條言症而不及治此條言方而症不詳當互文以會意也
本以下之故心下痞與瀉心湯痞不解其人渴而口燥

煩小便不利者五苓散主之
與瀉心湯而痞不除必心下有水氣故耳其症必兼
燥煩而小便不利用五苓散入心而逐水氣則痞自
除矣
大下之後復發汗小便不利者亡津液故也勿治之得
小便利必自愈
凡病若發汗若吐若下若亡血亡津液陰陽自和者必
自愈
前條用五苓者以心下有水氣是逐水非利小便也
若心下無水氣則發汗後津液既亡小便不利者亦

將何所利乎勿治之是禁其勿得利小便非待其自愈之謂也然以亡津液之人勿生其津液焉得小便利欲小便利治在益其津液也其人亡血亡津液陰陽安能自和欲其陰陽自和必先調其陰陽之所自陰自亡血陽自亡津益血生津陰陽自和矣要知不益津液小便必不得利不益血生津陰陽必不自和凡看仲景書當于無方處索方不治處求治纔知仲景無方之方仲景無死法

五苓散

猪苓去皮　白术　茯苓各十八銖

澤瀉一兩六銖　桂枝半兩

右五味擣為末以白飲和服方寸匕

豬苓色黑入腎澤瀉味鹹入腎具水之體茯苓味甘入脾色白入肺清水之源桂枝色赤入心通經發汗為水之用合而為散散于胸中則水精四布上滋心肺外溢皮毛通調水道一汗而解矣本方治汗後表裡俱熱燥渴煩燥不眠等症全同白虎所異者在表熱未解及水逆與飲水多之變症耳若謂此方是利水而設不識仲景之旨矣若謂用此以生津液則非滲泄之味所長也

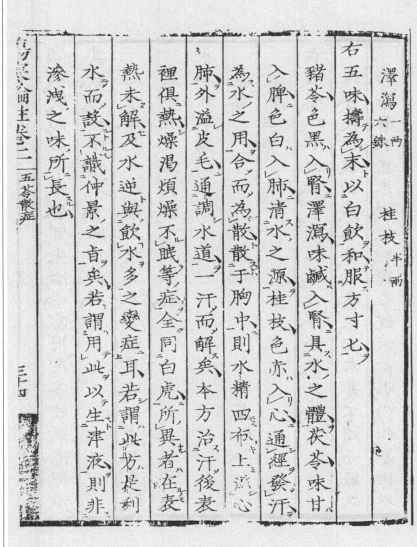

傷寒厥而心下悸者宜先治水當用茯苓甘草湯却治

其厥不爾水漬入胃必作利也

心下悸是有水氣今乘其未及漬胃時先治之不致

厥利相連此治法有次第也

茯苓甘草湯

茯苓　桂枝各二兩　甘草一兩炙

生姜三兩

右四味以水四升煮取二升去滓分溫三服

此方從桂枝加減水停而悸故去大棗不煩而厥故

去芍藥水宜滲洩故加茯苓既云治水仍任姜桂以

發汗不用猪澤以利小便者、防水漬入胃故耳、與五苓、治煩渴者不同法、

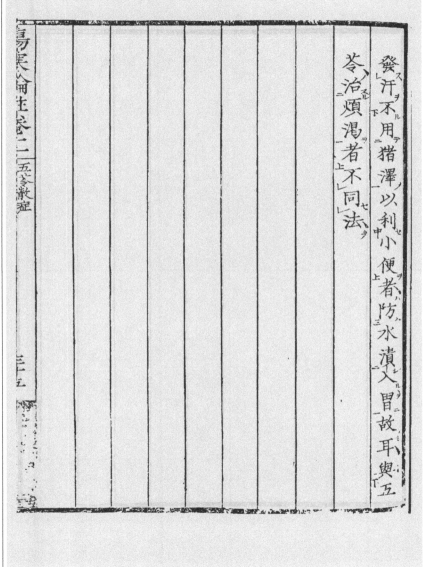

十棗湯症

太陽中風，下利，嘔逆，表解者，乃可攻之。其人漐漐汗出，發作有時，頭痛，心下痞硬滿，引脇下痛，乾嘔，短氣，汗出，不惡寒者，此表解裏未和也，十棗湯主之。

中風下利嘔逆，本葛根加半夏症。若表既解，而水氣淫溢，不用十棗攻之，胃氣大虛，後難為力矣。然下利嘔逆，固為裏症，而本于中風，不可不細審其表也。若其人漐漐汗出，似乎表症，然發作有時，則病不在表矣。頭痛是表症，然既不惡寒，又不發熱，但心下痞硬而滿，脇下牽引而痛，是心下水氣泛溢，上攻于腦而

頭痛也與傷寒不大便六七日而頭痛與承氣湯同
乾嘔汗出爲在表然而汗出而有時更不惡寒乾嘔
而短氣爲裡症也明矣此可以見表之風邪已解而
裡之水氣不和也然諸水氣爲患或喘或渴或噎或
悸或煩或利而不吐或吐而不利或吐利而無汗此
則外走皮毛而汗出上走咽喉而嘔逆下走腸胃而
下利浩浩莫禦非得利水之峻劑以直折之中氣不
支矣此十棗之劑與五苓青龍瀉心等法懸殊矣太
陽陽明合病太陽少陽合病俱下利嘔逆皆是太陽
中風病根

十棗湯

芫花熬赤　甘遂　大戟各等分

右三味，各異擣篩秤已，合治之。以水一升半，煮大肥棗十枚，取八合，去棗，内藥末。強人服一錢匕，羸人半錢，温服之。平旦服，若下少，病不除者，明日更服，加半錢。得快下利後，糜粥自養。

陷胸湯症

病發於陽而反下之熱入因作結胸病發於陰而反下之因作痞所以成結胸者以下之太早故也陽者指外而言形軀是也陰者指內而言胸中心下是也此指人身之外為陽內為陰非指陰經之陰亦非指陰症之陰發陰發陽俱指發熱結胸與痞俱是熱症作痞不言熱入者熱原發于裡也誤下而熱不得散因而痞硬不可以發陰作無熱解也若作痞謂非熱症瀉心湯不得用芩連大黄矣若梔子豉之心中懊憹瓜蒂散之心中溫溫欲吐與心下滿而煩黄

另与別不同良世為別畧

連湯之胸中有熱皆是病發于陰

結胸無大熱但頭微汗出者此為水結在胸脇也大陷胸湯主之

上條言熱入是結胸之因此條言水結是結胸之本互相發明結胸病源若不誤下則熱不入熱不入則水不結若胸脇無水氣則熱必入胃而不結于胸脇矣此因誤下熱入太陽寒水之邪亦隨熱而內陷于胸脇間水邪熱邪結而不散故名曰結胸粗工不解此義竟另列水結胸一症由是多歧滋惑矣不思大陷胸湯丸仲景用甘遂葶藶何為耶無大熱指表言

未下時大熱，下後無大熱，可知大熱乘虛入裡矣。但頭微汗者，熱氣上蒸也。餘處無汗者，水氣內結也。水結于內，則熱不得散，熱結于內，則水不得行，故用甘遂以直攻其水，任硝黃以大下其熱，所謂其次治六府也。又大變乎五苓十棗等法。○發陽誤下，非結胸即發黃，皆因其先失于發汗，故致濕熱之為變也。身無大熱，但頭汗出，與發黃症同，只以小便不利，知水氣留于皮膚，尚為在表，仍當汗散，此以小便利，知水氣結于胸脇，是為在裡，故宜下解。

傷寒六七日，結胸熱實，脈沉緊，心下痛，按之石硬者，大

陷胸湯主之
前條言病因與外症此條言脈與内症又當于熱實二字著眼六七日中詳辨結胸有熱實亦有寒實太陽病誤下成熱實結胸外無大熱内有大熱也太陰病誤下成寒實結胸胸下結硬外内無熱症也況為在裡緊則為寒此正水結胸脇之脈心下滿痛按之石硬此正水結胸脇之症然其脈其症不異于寒實結胸故必審其為病發于陽誤下熱入所致乃可用大陷胸湯是謂治病必求其本耳

太陽病重發汗而復大下之不大便五六日舌上燥而

渴日晡小有潮熱從心下至小腹硬滿而痛不可近者
大陷胸湯主之
此妄汗妄下將轉屬陽明而尚未離乎太陽也不大
便五六日舌上燥渴日晡潮熱是陽明病矣然心下
者太陽之位小腹者膀胱之室也從心下至小腹硬
滿而痛不可近是下後熱入水結所致而非胃家實
故不得名為陽明病也若復用承氣下之水結不散
其變不可勝數矣

大陷胸湯

大黃六兩　芒硝一升　甘遂一錢匕

右三味以水六升先煮大黄取二升去滓内芒硝煮一二沸内甘遂末温服一升得快利止後服

結胸者項亦强如柔痓状下之則和宜太陷胸丸

頭不痛而項猶强不悪寒而頭汗出故如柔痓状此表未盡除而裡症又急丸以緩之是以攻劑爲和劑也○此是結胸症中或有此狀者謂結胸者必如是則不當有湯丸之別與

大陷胸丸

大黄八兩　芒硝　杏仁

葶藶子各半升

右大黄葶藶擣篩内杏仁芒硝合研如脂和散取彈丸一枚別擣甘遂末一錢匕白蜜二合水二升煮取一升溫頓服之一宿乃下如不下更服取下為效

硝黄血分藥也葶杏氣分藥也病在表用氣分藥病在裏用血分藥此病在表裏之間故用藥亦氣血相須也且小其制而復以白蜜之甘以緩之留一宿乃下一以待表症之先除一以保腸胃之無傷耳

小結胸病正在心下按之則痛脈浮滑者小陷胸湯主之

結胸有輕重立方分大小從心下至小腹按之石硬

而痛不可近者為大結胸正在心下未及脇腹按之則痛未曾石硬者為小結胸大結胸是水結在胸腹故脈沉緊小結胸是痰結于心下故脈浮滑水結宜下故用甘遂葶杏硝黃等下之痰結可消故用黃連栝蔞半夏以消之水氣能結而為痰其人之陽氣重可知矣

小陷胸湯

黃連一兩　半夏半升　大栝蔞實一枚

右三味以水六升先煮栝蔞取三升去滓內諸藥煮取二升去滓分溫三服

結胸症其脈浮大者不可下下之則死

陽明脈浮大心下反鞕有熱屬藏者可攻之太陽結胸熱實脈浮大者不可下何也蓋陽明燥化心下硬是浮大為心脈矣火就燥故急下之以存津液釜底抽薪法也結胸雖因熱入所致然尚浮大仍為表脈恐熱未實則水未結若下之利不止矣故必待沉緊始可下之此又憑脈不憑症之法也

結胸症具煩躁者亦死

結胸是邪氣實煩躁是正氣虛故死

問曰病有結胸有藏結其狀何如荅曰按之痛寸脈浮

關脈沉名曰結胸也如結胸狀飲食如故時時下利寸脈浮關脈小細沉緊名曰藏結舌上白胎滑者難治

結胸之脈沉緊者可下浮大者不可下此言其畧耳若按部推之寸為陽浮為陽陽邪結胸而不散必寸部仍見浮脈關主中焦妄下而中氣傷故沉寒水留結于胸脇之間故緊不及尺者所重在關故舉關以統之也如結胸狀而非結胸者結胸則不能食不下利舌上燥而渴按之痛脈雖沉緊而實大此則結在藏而不在府故見症種種不同夫硬而不通謂之結此能食而利亦謂之結者是結在無形之氣分五藏

不通故曰藏結與陰結之不能食而大便硬不同者是陰結尚為胃病而無關于藏也五藏以心為主而舌為心之外候舌胎白而滑是水来尅火心火幾于熄矣故難治

藏結無陽症不往来寒熱其人反靜舌上胎滑者不可攻也

結胸是陽邪下陷尚有陽症見于外故脉雖沉緊有可下之理藏結是積漸凝結而為陰五藏之陽已竭也外無煩躁潮熱之陽舌無黄黑芒刺之胎雖有硬滿之症慎不可攻理中四逆輩温之尚有可生之義

病入脇下素有痞連在臍傍痛引小腹入陰筋者此名藏結死

藏結有如結胸者亦有如痞狀者素有痞而在脇下與下後而心下痞不同矣臍爲立命之原臍傍者天樞之位氣交之際陽明脉之所合少陽脉之所出肝脾腎三藏之陰凝結于此所以痛引小腹入陰筋也此陰常在絶不見陽陽氣先絶陰氣繼絶故死少腹者厥陰之部兩陰交盡之處陰筋者宗筋也今人多有陰筋上衝小腹而痛死者名曰疝氣卽是此類然痛止便蘇者金匱所云入藏則死入府則愈也治之

以茴香吳茰等味而痊者亦可明藏結之治法矣盧氏將種種異症盡歸藏結亦好奇之過也

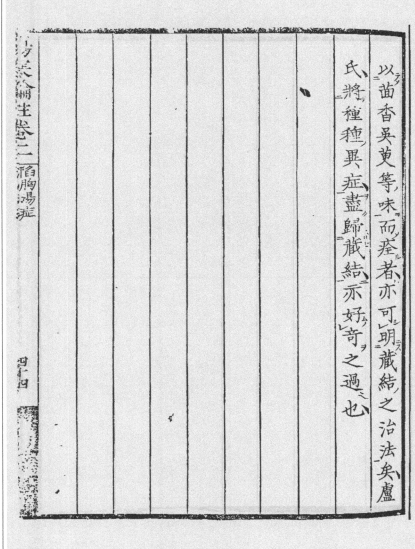

瀉心湯症

傷寒汗出解之後胃中不和心下痞硬乾嘔食臭脇下有水氣腹中雷鳴下利者生薑瀉心湯主之

汗出而解太陽症已罷矣胃中不和是太陽之餘邪與陰寒之水氣雜處其中故也陽邪居胃之上口故心下痞硬乾嘔而食臭水邪居胃之下口故腹中雷鳴而下利也火用不宣則痞硬水用不宣則乾嘔邪熱不殺穀則食臭脇下即腹中也土虛不能制水故腸鳴此太陽寒水之邪擾于形軀之表者已罷而入于形軀之裏者未散故病雖在胃而不屬陽明仍屬

太陽寒水之變耳

生姜瀉心湯

生姜四兩　人參　黃芩

甘草各三兩　半夏半升　乾姜

黃連各一兩　大棗十二枚

右八味以水一斗煮取六升去滓再煎至三升溫服一升日三服

按心下痞是太陽之裡症太陽之上寒氣主之中見少陰少陰者心也心為陽中之太陽必其人平日心火不足胃中虛冷故太陽寒水得以內侵虛陽鬱而

不舒寒邪凝而不解寒熱交爭于心下變症蜂起君主危矣用熱以攻寒恐不戢而自焚用寒以勝熱恐召寇而自衛故用乾姜芩連之苦入心化痞人參甘草之甘瀉心和胃君以生姜佐以半夏倍辛甘之發散兼苦寒之湧泄水氣有不散者乎名曰瀉心止戈為武之意也

傷寒中風醫反下之其人下利日數十行穀不化腹中雷鳴心下痞硬而滿乾嘔心煩不得安醫見心下痞謂病不盡復下之其痞益甚此非結熱但以胃中空虛客氣上逆故使鞕也甘草瀉心湯主之

上條是汗解後水氣下攻症此條是誤下後客氣上逆症總是胃虛而稍有分別矣上條腹鳴不利胃中猶寒熱相半故云不和此腹鳴而完穀不化日數十行則痞為虛痞硬為虛硬滿為虛滿也明矣上條因水氣下趨故不煩不滿此虛邪逆上故心煩而滿蓋當汗不汗其人心煩故于前方去人參而加甘草下利清穀又不可攻表故去生姜而加乾姜不曰理中仍名瀉心者以心煩痞硬病本于心耳

傷寒中風是病發于陽誤下熱入而其人下利故不結胸若心下痞硬乾嘔心煩此為病發于陰矣而復

下之故痞益甚也

甘草瀉心湯

前方去人參生姜加甘草一兩乾姜二兩餘同前法

傷寒五六日嘔而發熱者柴胡湯症具而以他藥下之若心下滿而硬痛者此為結胸也大陷胸湯主之但滿而不痛者此為痞柴胡不中與之宜半夏瀉心湯

嘔而發熱者小柴胡症也嘔多雖有陽明症不可攻之若有下症亦宜大柴胡而以他藥下之誤矣誤下後有二症者少陽為半表半裏之經不全發陽不全發陰故誤下之變亦因偏于半表者成結胸偏于半

裡若心下痞耳此條本為半夏瀉心而發故只以痛不痛分結胸與痞未及他症

半夏瀉心湯

前方加半夏半升　乾姜二兩　去生姜餘同法

瀉心湯即小柴胡去柴胡加黃連乾姜湯也三方分治三陽在太陽用生姜瀉心湯以未經誤下而心下痞硬雖汗出表解水氣猶未散故君生姜以散之仍不離太陽為開之義在陽明用甘草瀉心湯者以兩番誤下胃中空虛其痞益甚故倍甘草以建中而緩客氣之上逆仍是從乎中治之法也在少陽用半夏

瀉心者以誤下而成痞邪既不在表則柴胡湯不中與之又未全入裡則黃芩湯亦不中與之矣胸脇苦滿與心下痞滿皆半表裏症也于傷寒五六日未經下而胸脇苦滿者則柴胡湯解之傷寒五六日誤下後心下滿而胸脇不滿者則去柴胡生姜加黃連乾姜以和之此又治少陽半表裡之一法也然倍半夏而去生姜稍變柴胡半表之治推重少陽半裡之意耳君火以明相火以位故仍名曰瀉心亦以佐柴胡之所不及

傷寒吐下後復發汗虛煩脈甚微八九日心下痞硬脇

下痞氣上衝咽喉眩冒經脈動惕者久而成痿

此以八九日吐下復汗其脈甚微看出是虛煩則心下痞硬脇下痛經脈動惕皆屬于虛氣上衝咽喉眩冒皆虛煩也此亦半夏瀉心症治之失宜久而成痿矣若用竹葉石膏湯大謬

太陽病醫發汗遂發熱惡寒復下之心下痞表裏但虛陰陽氣並竭無陽則陰獨復加燒鍼因胸煩面色青黃膚瞤者難治今色微黃手足溫者易愈

此亦半夏瀉心症前條因吐下後復汗以致虛煩此因汗下後加燒鍼以致虛煩多汗傷血故經脈動惕

燒鍼傷肉故面青膚瞤色微黃手足溫是胃陽漸回故愈

傷寒本自寒下醫復吐下之寒格若食入口即吐乾姜黃芩人參湯主之

治之小誤變症亦輕故製方用瀉心之半上焦寒格故用參姜心下畜熱故用芩連嘔家不喜甘故去甘草不食則不吐是心下無水氣故不用姜夏要知寒熱相阻則為格症寒熱相結則為痞症

乾姜黃連黃芩人參湯

乾姜　黃連　黃芩

人參各二兩

右四味以水六升煮取二升分溫再服

心下痞按之濡大便硬而不惡寒反惡熱其脈關上浮者大黃黃連瀉心湯主之

大黃黃連瀉心湯

大黃二兩　黃連一兩

右二味以麻沸湯二升漬之須臾絞去滓分溫再服

濡當作硬按之濡下當有大便硬不惡寒反惡熱句故立此湯觀瀉心湯治痞是攻補兼施寒熱並馳之劑此則盡去溫補獨任苦寒下洩之品且用麻沸湯

漬絞濃汁而生用之利于急下如此而不言及熱結當攻諸症謬矣夫按之濡為氣痞是無形也則不當下且結胸症其脉浮大者不可下則心下痞而關上浮者反可下乎小結胸按之痛者則不用大黄何此比陷胸湯更峻是必有當急下之症比結胸更甚者故製此峻攻之劑也學者用古方治今病如據此條脉症而用此方下咽即死耳勿以斷簡殘文尊為聖經而曲護其說以遺禍後人也

心下痞大便硬心煩不得眠而復惡寒汗出者附子瀉心湯主之

附子瀉心湯

大黃二兩　黃連　黃芩各一兩

附子一枚別煮取汁

右三味，以麻沸湯二升漬之，須臾絞去滓，內附子汁，分溫再服。

心下痞，下當有大便硬，心煩不得眠句，故用此湯。夫心下痞，而惡寒者，表未解也。當先解表，宜桂枝加附子，而反用大黃，謬矣。既加附子，復用芩連，抑又何也。若汗出是胃實，則不當用附子，若汗出爲亡陽，又烏可用芩連乎。許學士云：但師仲景意，不取仲景方，諡

此意也

傷寒服湯藥下利不止心下痞硬服瀉心湯已復以他藥下之利不止醫以理中與之利益甚理中者理中焦此利在下焦赤石脂禹餘粮湯主之復利不止者當利其小便

服湯藥而利不止是病在胃復以他藥下之而利不止則病在大腸矣理中非不善但遲一着耳石脂餘粮助燥金之令濇以固脫庚金之氣收則戊土之濕化若復利不止者以腎主下焦為胃之關也關門不利再利小便以分消其濕蓋穀道既塞水道宜通使

有出路。此理下焦之二法也。

赤石脂禹餘粮湯

赤石脂　禹餘粮各一斤

右二味，以水六升，煮取二升，去滓，分溫三服。

利在下焦，水氣為患也。唯土能制水，石者土之剛也。石脂禹粮皆土之精氣所結，石脂色赤入丙，助火以生土，餘粮色黃入戊，實胃而澀腸，雖理下焦，實培中宮之劑也。且二味皆甘，先入脾，能堅固隄防，而平水氣之亢，故功勝于甘朮耳。

傷寒發汗，若吐若下，解後，心下痞硬，噫氣不除者，旋覆

代赭石湯主之

傷寒者，寒傷心也。既發汗，復吐下之，心氣大虛，表寒乘虛而結于心下，心氣不得降而上出于聲，君子出亡之象也。噫者，傷痛聲，不言聲而曰氣者，氣隨聲而見于外也。

旋覆代赭石湯

旋覆花　甘草各三兩　人參二兩

半夏半斤　代赭石一兩　生姜五兩

大棗十二枚

右七味，以水一斗，煮六升，去渣，再煎三升，温服一升，日

三服、

此生姜瀉心、去芩連乾姜、加旋覆代赭石方也以心虛不可復瀉心故製此劑耳心主夏旋覆花于夏末鹹能補心能軟硬能消結氣半夏生于夏初辛能散邪能消痞能行結氣代赭禀南方之火色入通于心散痞硬而鎮虛逆參甘大棗之甘佐旋覆以瀉虛火生姜之辛佐半夏以散水結斯痞硬消噫氣自除矣若用芩連以瀉心能保微陽之不滅哉

抵當湯證

太陽病六七日，表症仍在，而反下之，脉微而沉，反不結胸，其人發狂者，以熱在下焦，少腹當硬滿，小便自利者，下血乃愈。所以然者，以太陽隨經，瘀熱在裡故也。抵當湯主之。

此亦病發于陽，誤下熱入之症也。表症仍在下，當有而反下之句。太陽病六七日不觧，脉反沉微，宜四逆湯救之。此因誤下，熱邪隨經入府，結于膀胱，故少腹硬滿而不結胸，小便自利而不發黄也。太陽經少氣多血，病六七日而表症仍在，陽氣重可知，陽極則擾陰故血燥而蓄于中耳血病則知覺昏昧故發狂凡經病傳府表病傳裡氣病傳血上焦病而傳下焦也少腹居下焦為膀胱之室厥陰經脉所終衝任血海所由瘀血留結故硬滿然下其血而氣自舒攻其裡而表自解矣難經云氣結而不行者為氣先病血滯而不濡者為血後病深合此症之義

太陽病身黃脉沉結少腹硬小便不利者為無血也小便自利其人如狂者血結症也抵當湯主之

太陽病發黃與狂有氣血之分小便不利而發黃者病在氣分麻黃連翹赤小豆湯症也若小便自利而

發狂者病在血分抵當湯症也濕熱留于皮膚而發黄衛氣不行之故也燥血結于膀胱而發黄營氣不敷之故也沉爲在裏凡下後熱入之症如結胸發黄畜血其脈必沉或緊或微或結在乎受病之輕重而不可以因症分也水結血結俱是膀胱病故皆少腹硬滿小便不利是水結小便自利是血結如字助語辭若以如字實講與血發狂分輕重則謬矣

傷寒有熱少腹滿應小便不利今反利者爲有血也當下之不可餘藥宜抵當丸

有熱即表症仍在少腹滿而未硬其人未發狂只以

小便自利、預知其為有畜血、故小其制、而丸以緩之

抵當湯

水蛭熬　蝱蟲去翅足熬、各三十箇、　桃仁二十粒

大黃三兩酒洗

右四味、以水五升、煮取三升、去滓、温服一升、不下再服、

抵當丸

水蛭二十個　蝱蟲二十五個　桃仁二十個

大黃三兩

右四味、杵分為四丸、以水二升、煮一丸、取七合服之、時

時當下血、若不下者更服、

蛭昆蟲之飲血者也而利于水蝱飛蟲之吮血者也而利于陸以水陸之善取血者用以攻膀胱畜血使出乎前陰佐桃仁之苦甘而推陳致新大黄之苦寒而蕩滌邪熱名之曰抵當者直抵其當攻之處也

太陽病不解熱結膀胱其人如狂血自下下者愈其外不解者尚未可攻當先解外外解已但少腹急結者乃可攻之宜桃仁承氣湯

陽氣太重標本俱病故其人如狂血得熱則行故尿血也血下則不結故愈衝任之血會于少腹熱極則血不下而反結故急然病自外來者當先審表熱之

輕重以治其表繼用桃仁承氣以攻其裡之結血此少腹未硬滿故不用抵當然服五合取微利亦見不欲下意

首條以反不結胸句知其為下後症此以尚未可攻句知其為未下症急結者宜解只須承氣硬滿者不易解必伏抵當表症仍在竟用抵當全不顧表者因邪甚于裡急當救裡也外症已解桃仁承氣未忘桂枝名因邪甚于表仍當顧表也

桃仁承氣湯

桃仁五十箇　甘草　桂枝

芒硝各二兩　大黄四兩

右五味以水七升煮取二升半去滓内芒硝便上火微沸下火先食温服五合日三服當微利

陽明病其人喜忘者必有畜血所以然者本有久瘀血故令喜忘屎雖硬大便反易其色必黑宜抵當湯下之

瘀血是病根喜忘是病情此陽明未病前症前此不知今因陽明病而究其由也屎硬爲陽明病硬則大便當難而反易此病機之變易見矣原其故必有宿血以血主濡也血久則黑火極反見水化也此以大便反易之機因究其色之黑乃得其病之根因知前

血喜忘之病情耳承氣本陽明藥不用桃仁承氣者以大便易不須芒硝無表症不得用桂枝瘀血久無庸甘草非蝱蟲水蛭不勝其任也

病人無表裡症發熱七八日不大便雖脈浮數者可下之假令已下脈數不解合熱則消穀善饑至六七日不大便者有瘀血也宜抵當湯若脈數不解而下利不止必協熱而便膿血也

不頭痛惡寒為無表症不煩躁嘔渴為無裡症非無熱也七八日下當有不大便句故脈雖浮數有可下之理觀下後六七日猶然不便可知合熱協熱內外

熱也前條據症推原此條憑脈辨症表裡熱極陽盛陰虛必傷陰絡故仍不大便者必有畜血熱利不止必太陽瘀血矣宜黃連阿膠湯主之上條大便反易知瘀血留久是驗之于已形此條仍不大便知瘀血已結是料之于未形○六經惟太陽陽明有畜血症以二經多血故也故脈症異而治則同

太陽協熱利氣虛有熱陽明則熱而不虛少陰以膿血屬于虛陽明則熱數為虛熱不能消穀消穀善饑此為實熱矣

火逆諸症

太陽病中風以火劫發汗邪風被火熱血氣流溢失其常度兩陽相薰灼身體則枯燥但頭汗出劑頸而還其身發黃陽盛則欲衄陰虛則小便難陰陽俱虛竭腹滿而喘口渴咽爛或不大便久則譫語甚者至噦手足躁擾捻衣摸床小便利者其人可治

太陽中風不以麻黃青龍發汗而以火攻其汗則不須言風邪之患當知火邪之利害血得熱則流氣得熱則溢血氣不由常度而變猶生也風為陽邪火為陽毒所謂兩陽也兩陽相灼故即見兩陽合明之

病，身體枯燥，身無汗也，故身發黃，頭汗至頸，故但身黃，而頭至頸不黃也。首為元陽之會，不枯燥，是陽未虛竭，有汗出，是陰未虛竭。此兩陽尚薰于形身，而未內灼于藏府也。此血氣流溢之輕者。若其人陽素盛者，因薰灼而傷血，其鼻必衄；其人陰素虛者，因薰灼而傷津，小便必難。若其人陰陽之氣俱虛竭者，腹滿而喘，口乾咽爛，而死者有矣。或胃實而譫語，或手足躁擾，而至于捻衣摸床者有矣。皆氣血流溢，失其常度故也。小便利，是反應小便難句。凡傷寒之病，以陽為主，故最畏亡陽；而火逆之病，則以陰為主，故最怕

陰弱小便利者為可治是陰不虛津液未亡太陽膀胱之氣化猶在也陽盛陰虛是火逆一證之綱領陽盛則傷血陰虛則亡津又是傷寒一書之大綱領

太陽病二日煩躁反熨其背而大汗出大熱入胃胃中水竭躁煩必發譫語十餘日振慄自下利者此為欲解也故其汗從腰以下不得汗欲小便不得反嘔欲失溲足下惡風大便硬小便當數而反不數及多大便已頭卓然而痛其人足心必熱穀氣下流故也

此指火逆之輕者言之太陽病經二日不汗出而煩躁此大青龍症也不知發汗而兼以清火而反以火

熨其背背者太陽之部也太陽被火迫因轉屬陽明胃爲陽明之府水穀之海也火邪入胃胃中水竭屎必燥硬煩躁不止譫語所由發也非調胃承氣下之胃氣絶矣十餘日句接大汗出來蓋其人雖大汗出而火熱未入胃中胃家無恙譫語不發煩躁已除至二候之後火氣已衰陽氣微故振慄而解陰氣復故自利而解此陰陽自和而自愈者也故其汗至未是倒叙法釋未利未解前症迴其因而究其由也言所以能自下利者何以故因其自汗出時從腰已下不得汗夫腰已下爲地地爲陰是火邪未降入于陰位

也二膀胱之液俱未傷也欲小便不得而反嘔欲失溲此非無小便也其津液在上焦欲還入胃中故也凡大便硬者小便當數而不多今小便反不數而反多此應前欲小便不得句正以明津液自還入胃中而下利之意也利是通利非瀉利之謂觀大便已可知矣頭為諸陽之會卓然而痛若陰氣復則陽氣虛也足心必熱反應足下惡風句前大汗出則風已去故身不惡風汗出不至足故足下惡風也今火氣下流故足心熱火氣下流則穀氣因之下流故大便自利也大便已頭疼可與小便已陰疼者參之欲小

便不得反失溲小便當數反不數反多與上條小便難小便利俱是審其陰氣之虛不虛津液之竭不竭耳

太陽病以火薰之不得汗其人必躁過經不解必圊血名為火邪

首條以火刼發汗而衄血是陽邪盛于陽位故在表過經時此條以火薰不得汗而圊血是陽邪下陷入陰分故在過經不解時次條大汗出後十餘日振慄下利而解此條不得汗過經圊血而猶不解可知刼汗而得汗者其患速不得汗者其患遲名為火邪則

但治其火而不慮其前此之風寒矣

傷寒脈浮醫以火迫劫之亡陽必驚狂起臥不安者桂枝去芍藥加蜀漆龍骨牡蠣救逆湯主之

上文皆陽盛之症次中風為陽邪也此條是陽虛之症以傷寒為陰邪也陽盛者輕則發狂譫語重則衄血圊血此不戢自焚者也陽虛者神不守舍起居如驚其人如狂是棄國而逃者也

方註詳桂枝篇○右論火逆症

太陽傷寒者加溫鍼必驚也

溫鍼者即燒鍼也燒之令其溫耳寒在形軀而用溫

鍼刺之寒氣内迫于心故振驚也

若重發汗復加燒鍼者四逆湯主之

重發汗而病不解則不當汗矣復加燒鍼以迫其汗

寒氣内侵當救其裡燒鍼後亙有脫文

火逆下之因燒鍼煩躁者桂枝甘草龍骨牡蛎湯主之

方註詳桂枝篇

脉沉者營氣微也營氣微者加燒鍼則血流不行更

發熱而煩躁也

按流行二字必有一誤此陰陽俱虛竭之候也

燒鍼令其汗鍼處被寒核起而赤者必發奔豚氣從少

腹上衝者灸其核上各一壯與桂枝加桂湯

方註詳桂枝篇○右論火鍼症

脈浮宜以汗解用火灸之邪無從出因火而盛病從腰以下必重而痺名火逆也

脈浮熱甚反灸之此為實實以虛治因火而動必咽燥吐血

微數之脈慎不可灸因火為邪則為煩逆追虛逐實血散脈中火氣雖微內攻有力焦骨傷筋血難復也

此皆論灸之而生變也腰以下重而痺者因腰以下不得汗也咽燥吐血者亦陽盛而然也比級加甚矣

當知灸法為虛症設、不為風寒設、故叮嚀如此

○右論火灸症

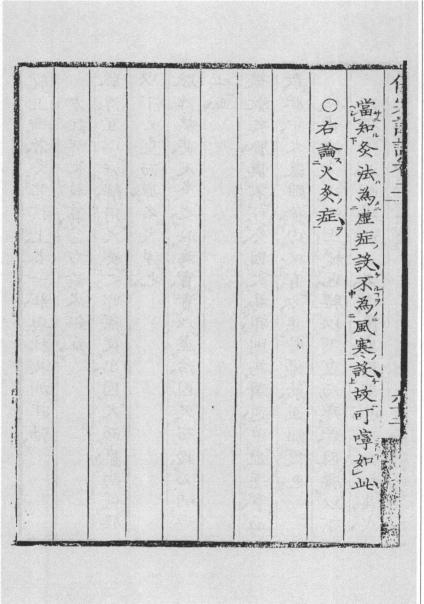

痙濕暑症

太陽病、痙濕暑三症、宜應別論、以傷寒所致、與傷寒相似、故此見之、

太陽主表、六氣皆得而傷之、三種故與傷寒不同、然亦有因于傷寒而見症與傷寒相似、故論及之耳、

太陽病、發汗太多、因致痙、脈沉而細、身熱足寒、頭項强急惡寒、時頭熱面赤、目脈赤、獨頭面搖、卒口噤、背反張者、痙病也、

陽氣者精則養神、柔則養筋、發汗太多則無液養筋、筋傷則攣急而反張矣、太陽主筋所生病矣、要知痙、

之一症非無因而至因于傷寒發汗不如法所致耳太陽脈本浮今反沉者營氣微也細者陽氣少也身熱而足寒者下焦虛也頭痛雖止而頸項強急惡寒之症未罷更時見面赤目赤是將轉屬于陽明然諸症皆與傷寒相似而非痙獨有頭面動搖卒然口噤背反如張弓者與傷寒不相似故名之曰痙耳此汗多亡液不轉屬陽明而成痙者以發汗太驟形身之津液暴脫而胃家津液未乾故變見者仍是太陽表症而治法當滋陰以急和其裡勿得以沉細為可溫也炙甘草湯主之金匱用桂枝湯加栝蔞根恐不勝

其任

太陽病發熱無汗反惡寒者名曰剛痙太陽病發熱汗出不惡寒者名曰柔痙

此以表氣虛實分剛柔原其本而名之也亦可以知其人初病之輕重禀氣之强弱而施治矣金匱用葛根湯則謬

○右論痙症

病者一身盡疼發熱日晡所劇者此名風濕此病傷于汗出當風或久傷寒冷所致也

汗出當風寒則汗不越久留骨節故一身盡疼玄府

反閉故發熱日晡為陽明主時太陰濕土鬱而不伸
故劇也雖傷于濕而寔因于風寒也金匱用麻黃杏
仁薏苡甘草湯
風濕為病脈陰陽俱浮自汗出身重多眠睡鼻息必鼾
語言難出若被下者小便不利直視失溲若被火者微
發黃色劇則如驚癇時瘈瘲
脈浮為風陰陽俱浮自汗出者風濕相搏于内也濕
流骨節故身重濕勝則衛氣行陰不得行陽故好眠
也睡則氣從鼻出風出而濕留之呼吸不利故鼻息
必鼾濕留會厭則重而難發聲如從室中言是中氣

之濕矣法當汗解而反下之大便利則小便必不利心肺之氣化不宣胃家之關門不利脾土之承制不行故直視失溲也若以火劫之受火氣之輕者濕不得越因熱而發黃受火氣之重者必亡陽而如驚癇狀液脫而時見瘈瘲之形矣

問曰值天陰雨不止風濕相摶一身盡疼法當汗出而解醫云此可發汗汗之病不愈者何也答曰發其汗汗大出者但風氣去濕氣在是故不愈也若治風濕者發其汗但微微似欲汗出者風濕俱去也

上條備言風濕諸症未及身疼要知風濕與傷寒之

身疼不同傷寒身疼無止時風濕相搏而痛多在日晡時發若更值陰雨是風濕與天氣合故疼痛更甚不必在日晡時也陰雨不止疼痛亦不止法當汗解汗大出濕反不去者風為陽邪其入淺濕為陰邪其入深又風傷于上濕傷于下淺者上者易去而深者下者難出故微汗之令徧身漐漐乃佳耳

傷寒八九日風濕相搏身體煩疼不能自轉側不嘔不渴脈浮虛而濇者桂枝附子湯主之若其人大便硬小便自利者去桂加白朮湯主之

脈浮為在表虛為風濇為濕身體煩疼表症表脈也

不嘔不渴是裡無熱故于桂枝湯加桂以治風寒去芍藥之酸寒易附子之辛熱以除寒濕若其人大便硬小便自利者表症未除病仍在表不是因于胃家實而因于脾氣虛矣蓋脾家實腐穢當自去脾家虛濕土失職不能制水濕氣留于皮膚故大便反見燥化不嘔不渴是上焦之化源清故小便自利濡濕之地風氣常在故風濕相搏不解也病本在脾法當君以白朮代桂枝以治脾培土以勝濕土旺則風自平矣前條風勝濕輕故脈陰陽俱浮有內熱故汗自出宜桂枝湯此濕勝風微故脈浮虛而濇內無熱而不

嘔不渴故可加附子桂枝理上焦大便硬小便利是中焦不治故去桂大便不硬小便不利是下焦不治故仍須桂枝

桂枝附子湯

桂枝四兩　附子炮三枚　大棗十二枚

生姜三兩　甘草二兩

右五味以水六升煮取二升去滓分溫三服

桂枝附子去桂加白朮湯

前方去桂枝加白朮四兩餘同前法

初服其人身如痺半日許復服之三服都盡其人如

冒狀勿怪以朮附并走皮內逐水氣未得除故使之
耳法當加桂四兩此本一方二法以大便硬小便自
利去桂也以大便不通小便不利當加桂附子三枚
恐多也虛弱家及產婦宜減之

風濕相搏骨節煩疼掣痛不得屈伸近之則痛劇汗出
短氣小便不利惡風不欲去衣或身微腫者甘草附子
湯主之

身腫痛劇不得屈伸濕盛于外也惡風不欲去衣風
淫于外也汗出短氣小便不利化源不清也君桂枝
以理上焦而散風邪佐朮附甘草以除濕而調氣

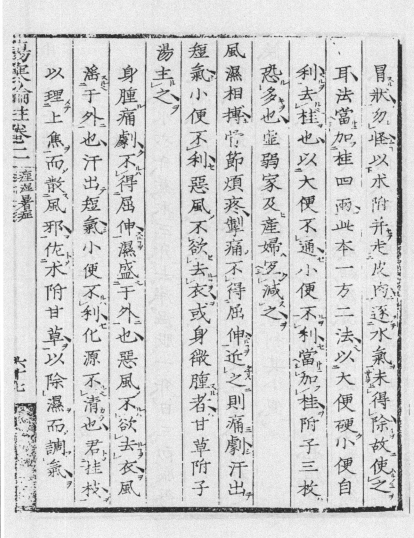

甘草附子湯

甘草炙　　白朮二兩　　桂枝四兩

附子二枚

右四味水六升煮取三升去滓温服一升日三初服得微汗則解能食汗復煩者服三合

太陽病關節疼痛而煩脈沉而細者此名濕痺濕痺之候其人小便不利大便反快但當利其小便

内經曰風寒濕三氣合而為痺痛者寒氣多也煩者陽遭陰也夫脈浮為風細為濕太陽脈本浮風濕為病脈陰陽俱緊而浮虛而濇合關節煩疼脈反沉細

者是發汗不如法但風氣去濕流骨節為著痺也濕氣留著于身形脾氣不能上輸肺氣不能下達膀胱之液不藏胃家之關不啟故小便不利脾土上應濕化不能制水故大便反快但利其小便安能聚水而為患哉風濕相搏者當發汗風去濕在者當利小便此兩大法吐下火攻非其治矣

濕家之為病一身盡疼發熱身色如薰黃

凡濕不得泄熱不得越則身黃若傷寒發黃特身疼已解此濕流關節故不解也須五苓以除其濕

濕家但頭汗出背強欲得被覆向火若下之則噦胸滿

小便不利舌上如胎者以丹田有熱胸中有寒渴欲得水而不能飲口燥煩也

但頭汗若小便利則不發黃背強惡寒尚是太陽寒濕法當汗解若下之陽氣擾于胸中故滿中傷胃氣故噦下焦虛不能制水故小便不利也如舌上有胎不是心家熱以上焦之濕不除胸中之寒不解惟丹田之有熱不安于下焦而上走空竅故口燥渴而舌上胎耳不能飲水可見濕猶在中又當從五苓去桂枝易肉桂之法矣

濕家下之額上汗出微喘小便利者死下利不止者亦

死。
濕痺本無死症，皆因妄治而死。火逆則驚癇瘈瘲，下之則直視失溲，舌胎而噦，皆死兆也。夫額上汗出而小便不利，是濕不得洩，故發黃。此更微喘，是水氣入肺，當不能通調水道，而小便反利者，是膀胱不藏，水泉不止也。若下利不止，是倉廩不藏，門戶不要也。失守者死矣。
濕家病，身上疼痛，發熱面黃而喘，頭痛鼻塞而煩，其脈大，自能飲食，腹中和無病，病在頭中寒濕，故鼻塞，內藥鼻中則愈。

種種皆是表症。鼻塞而不鳴。脈大而不浮。不關風矣。
脈不沉細。非濕痺矣。腹初不滿。則非瘀熱在裡。重在
頭痛。是頭中寒濕可知。寒濕從鼻而入。故鼻塞。亦當
從鼻而出。內藥鼻中。塞因塞用法也。
〇右論濕症。
太陽中暑者。身熱疼重。而惡寒。脈微弱。此以夏月傷冷
水。水行皮中所致。
中暑與傷寒迥殊。而亦有因于傷寒者。太陽之氣在
天為寒。在地為水。冬月之傷寒。傷于天之寒風。夏月
之傷寒。傷于地之寒水也。脈微亡陽。脈弱發熱。此身

熱脈微本是暑傷于氣而疼重惡寒實由于寒水沐浴留在皮膚而然亦是傷寒所為耳金匱用瓜蒂湯非是宜五苓散藿香飲之類

太陽中暑者發熱惡寒身重而疼痛其脈弦細芤遲小便已洒洒然毛聳手足逆冷小有勞身即熱口開前板齒燥若發汗則惡寒甚加温鍼則發熱甚下之則淋甚

弦細芤遲不得連謂言中暑夾寒之脈或微弱或弦細或芤遲皆是虚脈如脈浮而緊者名曰弦弦而細則為虚矣脈弦而大則為芤芤固為虚芤而遲更為寒矣以此脈而見發熱惡寒身重疼痛等症雖當於

夏而虛寒可知更當審其小便小便者寒水之氣化
也寒水留在皮膚不得下行故小便已而洒然毛聳
其短濇可知手足為諸陽之本小便已而逆冷其寒
水留于四肢可知夏行冬令不可謂非傷寒所致耳
仍以中暑名之者以其人陰氣素虛因小有勞身即
發熱內熱更熾見其開口以出之板齒枯燥故知其
本于中暑也若汗之表陽愈虛惡寒更甚火攻則陰
津愈虛發熱更甚下之水行穀道小便更短濇而成
淋矣此東垣補中益氣深合仲景心也

太陽中暑其人汗出惡寒身熱而渴也

中暑夾寒有不因乎浴水而因乎乘凉者或因露風或因曠宇或因夜氣陰寒先著于肌膚而暑氣內傷于心脈故惡寒身熱汗出而渴也清暑益氣湯庶乎得之矣

○右論暑症

三症皆本于傷寒故惡寒發熱身疼皆與傷寒相似痓暑脈同濕家中暑則大同小異三脈迥殊于傷寒治之者當以脈別症更當從脈施治耳

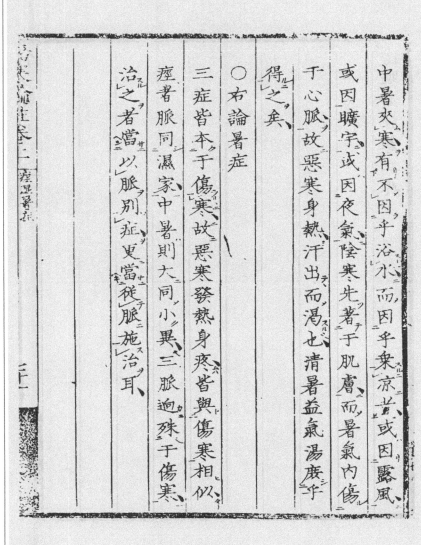

傷寒論註卷二終

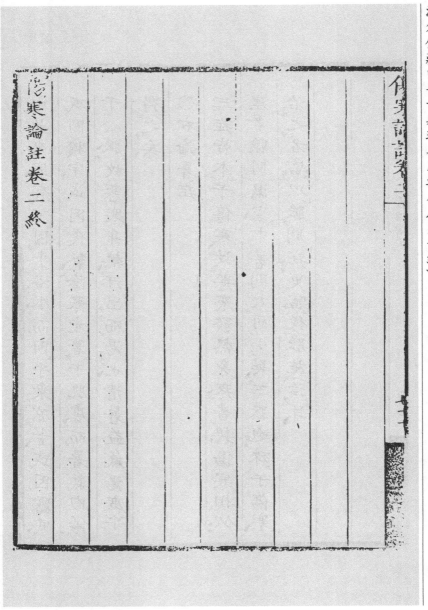

傷寒論註目次

卷三

傷寒論讀卷三

三

傷寒論註卷三

南陽　張機　仲景原文
慈谿　柯琴　韵伯編注
崑山　馬中驊驤北較訂

陽明脈證上

陽明之為病胃家實也

陽明為傳化之府當更實更虛食入胃實而腸虛食下腸實而胃虛若但實不虛斯為陽明之病根矣胃實不是陽明病而陽明之為病悉從胃實上得來故以胃家實為陽明一經之總綱也然致實之由最宜

詳審有實于未病之先者有實于得病之後者有風寒外束熱不得越而實者有妄汗吐下重亡津液而實者有從本經熱盛而實者有從他經轉屬而實者此只舉其病根在實而勿得以胃實即為可下之症按陽明提綱與內經熱論不同熱論重在經絡病為在表此條裡証為主裡不和即是陽明病他條或有表証仲景意不在表或兼經病仲景意亦不在經陽明為闔凡裡証不和者又以闔病為主不大便固闔也不小便亦闔也不能食食難用飽初欲食反不能食皆闔也自汗出盜汗出表開而裡闔也反無汗內外

皆闔也種種闔病或然或否故提綱獨以胃實為正胃實不是竟指燥屎堅鞕只對下利言下利是胃家不實矣故汗出解後胃中不和而下利者便不稱陽明病如胃中虛而不下利者便屬陽明即初鞕後溏者總不失為胃家實也所以然者陽明太陰同處中州而所司各別胃司納故以陽明主實脾司輸故以太陰主利同一胃府而分治如此是二經所由分也

問曰陽明病外證云何答曰身熱汗自出不惡寒反惡熱也

陽明主裡而亦有外証者有諸中而形諸外非另有

外証也胃實之外見者其身則蒸蒸然裡熱熾而達于外與太陽表邪發熱者不同其汗則濈濈然從內溢而無止息與太陽風邪為汗者不同表寒已散故不惡寒裡熱閉結故反惡熱只因有胃家實之病根即見身熱自汗之外証不惡寒反惡熱之病情然此但言病機發現非即可下之証也宜輕劑以和之必讝語潮熱煩躁脹滿諸証兼見纔為可下

四証是陽明外証之提綱故胃中虛冷亦得稱陽明病者因其外証如此也

陽明病脈浮而緊者必潮熱發作有時但浮者必盜汗

出

陽明脉証與太陽脉証不同太陽脉浮緊者必身疼痛無汗惡寒發熱不休此則潮熱有時是惡寒將自罷將發潮熱時之脉也此緊反入裡之謂不可拘緊則為寒之讖矣太陽脉但浮者必無汗今盜汗出是因于内熱且與本經初病但浮無汗而喘者不同又不可拘浮為在表之法矣脉浮緊但浮而不合麻黄症身熱汗出而不是桂枝証麻桂下咽陽盛則斃耳此脉從經異非脉從病反要知仲景分經辨脉勿專據脉談証

傷寒三日陽明脈大

脈大者兩陽合明内外皆陽之象也陽明受病之初病為在表脈但浮而未大與太陽同故亦有麻黄桂枝証至二日惡寒自止而反惡熱三日來埶勢太盛故脈亦應其象而洪大也此為胃家實之正脈若小而不大便屬少陽矣

内經云陽明之至短而濇此指秋金司令之時脈又曰陽明脈象大浮也此指兩陽合明之病脈

脈浮而大心下反鞕有熱屬藏者攻之不令發汗屬府者不令溲數溲數則大便鞕汗多則熱愈汗少則便難

脈遲尚未可攻

此治陽明之大法也陽明主津液所生病津液乾則胃家實矣津液致乾之道有二汗多則傷上焦之液溺多則傷下焦之液一有所傷則大便鞕而難出故禁汗與溲夫脈之浮而緊浮而緩浮而數浮而遲者皆不可攻而可汗此浮而大反不可汗而可攻者以為此陽明三日之脈當知大為病進不可拘浮為在表也心下者胃口也心下鞕已見胃實之一斑以表脈不當見裡証故曰反鞕耳有熱屬藏是指心肺有熱不是竟指胃實攻之是攻其熱非攻其實即與黃

芩湯徹其熱之義也不令者禁止之辭便見瀉心之意上焦得通津液自下胃氣因和耳屬府指膀胱亦不指胃膀胱熱故溲數不令處亦見當滋陰之義矣屬府是陪說本條重在藏熱汗多句直接發汗句來蓋汗為心液汗出是有熱屬藏之徵也所以不令發汗者何蓋汗出多津液亡而火就燥則愈熱而大便難即汗出少亦未免便鞕而難出故利于急攻耳仲景治陽明不患在胃家實而患在藏有熱故急于攻熱而緩以下其實禁汗與溲所以存其津正以和其實耳然證有虛實脈有真假假令脈遲便非藏實是

浮大皆為虛脈矣仲景特出此句正發明心下鞕一証有無熱屬藏者為妄攻其熱者禁也其慎密如此

陽明病心下鞕滿者不可攻之攻之利遂不止者死利止者愈

陽明証具而心下鞕有可攻之理矣然鞕而尚未滿是熱邪散漫胃中尚未乾也妄攻其熱熱去寒起移寒于脾實反成虛故利遂不止也若利能自止是其人之胃不虛而脾家實腐穢去盡而邪不留故愈上條熱既屬藏利于急攻所以存津液也此條熱邪初熾禁其妄攻所以保中氣也要知腹滿已見太陰

一斑陽明太陰相配偶胃實則太陰轉屬于陽明胃虛則陽明轉屬于太陰矣此仲景大有分寸處診者大宜著眼

傷寒嘔多雖有陽明證不可攻之

嘔多是水氣在上焦雖有胃實證只宜小柴胡以通液攻之恐有利遂不止之禍要知陽明病津液未亡者愼不可攻蓋腹滿嘔吐是太陰陽明相關證胃實胃虛是陽明太陰分別處胃家實雖變證百出不失爲生陽下利不止參附不能挽回便是死陰矣

陽明病自汗出若發汗小便自利此爲津液内竭大便

雖鞕不可攻之當須自欲大便宜蜜煎導而通之若土瓜根及與大猪膽汁皆可爲導

本自汗更發汗則上焦之液已外竭小便自利則下焦之液又内竭胃中津液兩竭大便之鞕可知雖鞕而小便自利是内實而非内熱矣蓋陽明之實不患在燥而患在熱此内既無熱只須外潤其燥耳連用三自字見胃實而無變証者當任其自然而不可妄治更當揆苦欲之病情于欲大便時因其勢而利導之不欲便者宜靜以俟之矣此何以故蓋胃家實固是病根亦是其人命根禁攻其實者先慮其虚耳

陽明病本自汗出醫更重發汗病已差尚微煩不了了者此必大便鞕故也以亡津液胃中乾燥故令大便鞕當問其小便日幾行若本小便日三四行今日再行故知大便不久出今為小便數少以津液當還入胃中故知不久必大便也

治病必求其本胃者津液之本也汗與溲皆本于津液本自汗出本小便利其人胃家之津液本多仲景揭出亡津液句為世之不惜津液者告也病差指身熱汗出言煩即惡熱之謂煩而微知惡熱將自罷以尚不了了故大便鞕耳數少即再行之謂大便鞕小便

少皆因胃亡津液所致不是陽盛于裡也因胃中乾燥則飲入于胃不能上輸于肺通調水道下輸膀胱故小便反少而游溢之氣尚能輸精於脾津液相成還歸于胃胃氣因和則大便自出更無用導法矣以此見津液素盛者雖亡津液而津液終自還正以見胃家實者每躊躇顧慮示人以勿妄下與勿妄汗也歷舉治法脈遲不可攻心下滿不可攻嘔多不可攻小便自利與小便數少不可攻總見胃家實不是可攻證

蜜煎方　蜜七合

右一味于銅器内煎凝如飴狀攪之勿令焦著欲可丸併手捻作挺令頭鋭大如指長二寸許當熱時急作冷則硬以内穀道中欲大便時乃去之

猪膽汁方　大猪膽一枚瀉汁加醋少許以灌穀道中如一食頃當大便出宿食惡物甚效

問曰病有得之一日不發熱而惡寒者何也答曰雖得之一日惡寒將自罷即自汗出而惡熱也

陽明受病當二三日發上條是指其已發熱言此追究一日前未發熱時也初受風寒之日尚在陽明之表與太陽初受時同故陽明亦有麻黄桂枝證二日

来表邪自罷故不惡寒寒止熱熾故汗自出而反惡熱兩陽合明之象見矣陽明病多從他經轉屬此因本經自受寒邪胃陽中發寒邪即退反從熱化故耳若因亡津液而轉屬必在六七日来不在一二日間本經受病之初其惡寒雖與太陽同而無頭項強痛爲可辨即發熱汗出亦同太陽桂枝症但不惡寒反惡熱之病情是陽明一經之樞紐○本經受邪有中面中膺之別中面則有目疼鼻乾邪氣居高即熱反勝寒寒邪未能一日遽止此中于膺部位近于胃故退寒最捷

問曰、惡寒何故自罷、荅曰、陽明居中土也、萬物所歸無
所復傳、始雖惡寒、二日自止、此為陽明病也、
太陽病八九日、尚有惡寒證、若少陽寒熱往來、三陰
惡寒轉甚、非發汗温中、何能自罷、惟陽明惡寒、未經
表散、即能自止、與他經不同、始雖惡寒二句、語意在
陽明居中句上、夫知陽明之惡寒易止、便知陽明為
病之本矣、胃為戊土、位處中州、表裡寒熱之邪、無所
不歸、無所不化、皆從燥化而為實、實則無所復傳、此
胃家實所以為陽明之病根也、

○右論胃實證

問曰太陽緣何而得陽明病答曰太陽病若發汗若下若利小便亡津液胃中乾燥因轉屬陽明胃實大便難此名陽明也

此明太陽轉屬陽明之病因有此亡津液之病機成此胃家實之病根也○按仲景陽明病機其原本經脈篇主津液所生病句來故雖有熱論中身熱鼻乾等症總歸重在津液上如中風之口苦咽乾鼻乾不得汗身目黃小便難皆津液不足所致如腹滿小便不利不穀不別等症亦津液不化使然故仲景諄諄以亡津液為治陽明者告也

陽脈微而汗出少者為自和也汗出多者為太過陽脈實因發其汗出多者亦為太過太過為陽實於裏亡津液大便因鞕也

陽明主津液所生病者也因妄汗而傷津液致胃家實耳桂枝症本自汗自汗多則亡津麻黃症本無汗發汗多亦亡津此雖指太陽轉屬然陽明症亦有之

本太陽病初得時發其汗汗先出不徹因轉屬陽明也

徹止也即汗出多之互辭

傷寒轉屬陽明者其人濈然微汗出也

此亦汗出不止之互辭蓋言傷寒不是專指太陽矣
傷寒發熱無汗嘔不能食而反汗出濈濈然者是轉屬
陽明也
胃實之病機在汗出多病情在不能食初因寒邪外
束故無汗繼而胃陽遽發故反汗多即嘔不能食時
可知其人胃家素實與乾嘔不同而反汗出則非太
陽之中風是陽明之病實矣
太陽病寸緩關浮尺弱其人發熱汗出復惡寒不嘔但
心下痞者此以醫下之也如不下者病人不惡寒而渴
者此轉屬陽明也小便數者大便必鞕不大便十日無

所苦也渴欲飲水者少少與之但以法救之宜五苓散
此病機在渴以桂枝脈症而無渴其人津液素虧可
知小便數則非消渴矣以此知大便雖鞕是津液不
足不是胃家有餘即十日不便而無痞滿硬痛之苦
不得為承氣証飲水利水是胃家實而脈弱之平治
也不用猪苓湯用五苓散者以表熱未除故耳此為
太陽陽明之併病餘義見五苓証中
傷寒脈浮緩手足自温者繫在太陰太陰者身當發黄
若小便自利者不能發黄至七八日大便鞕者為陽明
病也

太陰受病轉屬陽明者以陽明為燥土故非經絡表裡相關所致總因亡津液而致也此病機在小便小便不利是津液不行故濕土自病病在肌肉小便自利是津液越出故燥土受病病在胃也

客曰病在太陰同是小便自利至七八日暴煩下利者仍為太陰病大便硬者轉為陽明病其始則同其終則異何也曰陰陽異位陽道實陰道虛故脾家實則腐穢自去而從太陰之開胃家實則地道不通而成陽明之闔此其別也

右論他經轉屬証

問曰脈有陽結陰結何以別之答曰其脈浮而數能食不大便者此為實名曰陽結也期十七日當劇其脈沈而遲不能食身體重大便反鞕名曰陰結也期十四日當劇

脈以浮為陽為在表數為熱為在府沈為陰為在裡遲為寒為在藏証以能食者為陽為內熱不能食者為陰為中寒身輕者為陽重者為陰不大便者為陽自下利者為陰此陽道實陰道虛之定局也然陽証亦有自下利者故陰証亦有大便鞕者實中有虛虛中有實又陰陽更盛更虛之義故胃實因于陽邪者

為陽結有因于陰邪者名陰結耳然陽結能食而不
大便陰結不能食而能大便何以故人身腰以上為
陽腰以下為陰陽結則陰病故不大便陰結則陽病
故不能食此陽勝陰病陰勝陽病之義也凡三候為
半月半月為一節凡病之不及太過斯皆見矣能食
不大便者是但納不輸為大過十七日劇者陽主進
又合乎陽數之奇也不能食而硬便仍去者是但輸
不納為不足十四日劇者陰主退亦合乎陰數之偶
也脉法曰計其餘命生死之期期以月節克之内經
曰能食者過期不能食者不及期此之謂也

此條本為陰結發論陽結即是胃實為陰結作伴耳陰結無表証當屬之少陰不可以身重不能食為陽明應有之証沉遲為陽明當見之脈大便硬為胃家實而不敢用温補之劑也且陰結與固瘕穀疸有別彼濇而不便是虚中有實此硬而有便是實中有虚急須用參附以回陽勿淹留期至而不救

右論陰陽結証

陽明病脈遲汗出多微悪寒者表未解也可發汗宜桂枝湯

陽明病脈浮無汗而喘者發汗則愈宜麻黄湯

此陽明之表證表脈也。二證全同太陽，而屬之陽明者，不頭項強痛故也。要知二方專爲表邪而設，不爲太陽而設。見麻黄證，即用麻黄湯；見桂枝證，即用桂枝湯，不必問其爲太陽陽明也。若惡寒一罷，則二方所必禁矣。

陽明病，脈浮而緊者，必潮熱發作有時；但浮者，必盜汗出。

上條脈證與太陽相同，此條脈證與太陽相殊。此陽明半表半裏之脈證，麻桂下咽，陽盛則斃耳。故善診者，必據證辨脈，勿據脈談證。○全註詳見本篇之前。

脈浮而遲面熱赤而戰惕者六七日當汗出而解遲為
無陽不能作汗其身必痒也
此陽明之虛証虛脈也邪中于面而陽明之陽上奉
之故面熱而色赤陽併于上而不足于外衛寒邪切
膚故戰惕耳此脈此証欲其惡寒自止于二日間不
可得矣必六七日胃陽来復始得汗出溱溱而解所
以然者汗為陽氣遲為陰脈無陽不能作汗更可以
身痒驗之此又當助陽發汗者也
陽明病法多汗反無汗其身如蟲行皮膚中此久虛故
也

陽明氣血俱多故多汗其人久虛故反無汗此又當益津液和營衛使陰陽自和而汗出也

陽明病反無汗而小便利二三日嘔而欬手足厥者必苦頭痛若不欬不嘔手足不厥者頭不痛

小便利則裡無瘀熱可知二三日無身熱汗出惡熱之表而即見嘔欬之裡似乎熱發乎陰更手足厥冷又似病在三陰矣苦頭痛又似太陽之陰証然頭痛必因欬嘔厥逆則頭痛不屬太陽欬嘔厥逆則必苦頭痛是厥逆不屬三陰斷乎為陽明半表半裡之虛証也此胃陽不敷布于四肢故厥不上升于額顱故

痛緣邪中于膺結在胸中致嘔欬而傷陽也當用瓜蒂散吐之嘔欬止厥痛自除矣○兩者字作時字看

叜醒

陽明病但頭眩不惡寒故能食而欬其人必咽痛若不欬者咽不痛

不惡寒頭不痛但眩是陽明之表已罷能食而不嘔不厥但欬乃是欬為病本也咽痛因于欬頭眩亦因于欬此邪結胸中而胃家未實也當從小柴胡加減法

陽明病口燥但欲漱水不欲嚥者此必衂

脈浮發熱口乾鼻燥能食者則衄

此邪中于面而病在經絡矣液之與血異名而同類津液竭血脈因之而亦傷故陽明主津液所生病亦主血所生病陽明經起于鼻絜于口齒陽明病則津液不足故口鼻乾燥陽盛則陽絡傷故血上溢而為衄也口鼻之津液枯涸故欲漱水不欲嚥者熱在口鼻未入乎內也能食者胃氣強也以脈浮發熱之証而見口乾鼻燥之病機知病在陽明更審其能食不欲嚥水之病情知熱不在氣分而在血分矣此問而知之也

按太陽陽明皆多血之經故皆有血證太陽脈當上行營氣逆不循其道反循顚而下至目內眥假道于陽明自鼻額而出鼻孔故先目瞑頭痛陽明脈當下行營氣逆而不下反循齒環脣而上循鼻外至鼻額而入鼻故先口燥鼻乾異源而同流者以陽明經脈起于鼻之交頞中旁納太陽之脈故也二條但言病機不及脈法主治宜桃仁承氣犀角地黃輩

○右論陽明在表脈證

傷寒四五日脈沉而喘滿沉爲在裏而反發其汗津液

越出大便為難表虛裡實久則讝語

喘而胸滿者為麻黃證然必脈浮者病在表可發汗今脈沉為在裡則喘滿屬于裡矣反攻其表則表虛故津液大泄喘而滿者滿而實矣因轉屬陽明此讝語所由来也宜少與調胃汗出為表虛然是活話歸重只在裡實

發汗多若重發汗者亡其陽讝語脈短者死脈自和者不死

上條論讝語之由此條論讝語之脈亡陽即津液越出之互辭心之液為陽之汗脈者血之府也心主血

脈汗多則津液脫營血虛故脈短是營衛不行藏府不通則死矣此譫語而脈自和者雖津液妄泄而不甚脫一惟胃實而營衛通調是脈有胃氣故不死此下歷言譫語不因于胃者

譫語直視喘滿者死下利者亦死

上條言死脈此條言死証蓋譫語本胃實而不是死証若譫語而一見虛脈虛証則是死証而非胃家實矣藏府之精氣皆上注于目目不轉睛不識人藏府之氣絕矣喘滿見于未汗之前為裡實見于譫語之時是肺氣已敗呼吸不利故喘而不休脾家大虛不

能為胃行其津液故滿而不通若下利不止是倉廩不藏門戶不要也與大便難而譫語者天淵矣

夫實則讝語虛則鄭聲鄭聲重語也

同一譫語而有虛實之分邪氣盛則實言雖妄誕與發狂不同有莊嚴狀名曰讝語正氣奪則虛必目見鬼神故鄭重其語有求生求救之狀名曰鄭聲此即從讝語中分出以明讝語有不因胃實而發者更釋以重語二字見鄭重之謂而非鄭重之音也若造字出于喉中與語多重復叮嚀者不休等義誰不知其虛仲景烏庸辨

陽明病下血讝語者此為熱入血室但頭汗出者刺期門隨其實而瀉之濈然汗出則愈

血室者肝也肝為藏血之臟故稱血室女以血用事故下血之病最多若男子非損傷則無下血之病惟陽明主血所生病其經多血多氣行身之前鄰于衝任陽明熱盛侵及血室血室不藏溢出前陰故男女倶有是證血病則魂無所歸心神無主譫語必發要知此非胃實因熱入血室而肝實是也肝熱心亦熱熱傷心氣既不能主血亦不能作汗但頭有汗而不能徧身此非汗吐下法可愈矣必刺肝之募引血上歸

經絡推陳致新使熱有所洩則肝得所藏心得所主魂有所歸神有所依自然汗出週身血不妄行譫語自止矣按畜血便膿血總是熱入血室入于腸胃從肛門而下者謂之便血膿血蓋女子經血出自子戶與溺道不同門男子精血溺三物内異道而外同門精道由腎血道由肝水道由膀胱其源各別而皆出自前陰

期門肝之募也又足太陰厥陰陰維之會太陰陽明爲表裡厥陰少陽爲表裡陽病治陰故陽明少陽血病皆得刺之

婦人中風發熱惡寒經水適来得之七八日熱除而脈遲身凉胸脇下滿如結胸狀譫語者此為熱入血室也當刺期門隨其實而瀉之

人之十二經脈應地之十二水故稱血為經水女子屬陰而多血脈者血之府也脈以應月故女子一月經水溢出應時而下故人稱之為月事也此言婦人適于經水来時中于風邪發熱惡寒此時未慮及月事矣病從外来先解其外可知至七八日熱除身凉脈遲為愈乃反見胸脇苦滿而非結胸反發譫語而非胃實何也脈遲故也遲為在藏必其經水適来時

風寒外来内熱并肝月事未盡之餘其血必結當刺其募以瀉其結熱滿自消而譫語自止此通因塞用法也

婦人傷寒發熱經水適来晝則明了暮則譫語如見鬼狀此為熱入血室無犯胃氣及上下焦必自愈

前言中風此言傷寒者見婦人傷寒中風皆有熱入血室証也然此三條皆因譫語而發不重在熱入血室更不重在傷寒中風要知譫語多有不因于胃者不可以譫語為胃實而犯其胃氣也發熱不惡寒是陽明病申酉譫語疑為胃實若是經水適来固知熱

入血室矣此經水未斷與上條血結不同是肝虛魂不安而妄見本無實可瀉固不得妄下以傷胃氣亦不得刺之令汗以傷上焦之陽刺之出血以傷下焦之陰也俟其經盡則譫語自除而身熱自退矣當以不治治之

熱入血室寒熱如瘧而不譫語者入柴胡証

○右論陽明譫語脈証

陽明脉證下

陽明中風，口苦咽乾，腹滿微喘，發熱惡寒，脉浮而緊，若下之則腹滿小便難也。

本條無目疼鼻乾之經病，又無尺寸俱長之表脉，微喘惡寒，脉浮而緊，與太陽麻黄證同，口苦咽乾，又似太陽少陽合病，更兼腹滿，又似太陽太陰兩感，他經形證互呈，本經形證未顯，何以名為陽明中風耶？以無頭項強痛，則不屬太陽；不耳聾目赤，則不屬少陽；不腹痛自利，則不關太陰，是知口為胃竅，咽為胃門，腹為胃室，喘為胃病矣。今雖惡寒，二日必止，脉之浮緊亦潮熱有時之候也此為陽明初病在裡之表津液素虧故有是証若以腹滿為胃實而下之津液既竭腹更滿而小便難必大便反易矣此中風轉中寒胃實轉胃虚初能食而致反不能食之機也傷寒中風但見有柴胡一証便是則口苦咽乾當從少陽治脈浮而緊者當曰弦矣

陽明中風脈弦浮大而短氣腹都滿脇下及心痛久按之氣不通鼻乾不得汗嗜臥一身及面目悉黃小便難有潮熱時時噦耳前後腫刺之小差外不解病過十日脈續浮者與小柴胡湯脈但浮無餘証者與麻黃湯若

不尿腹滿加噦者不治

本條不言發熱看中風二字便藏表熱在內外不解即指表熱而言即暗伏內已解句病過十日是內已解之互文也當在外不解句上無餘證句接外不解句來刺之是刺足陽明隨其實而瀉之少差句言內熱俱減但外證未解耳非刺耳前後其腫少差之謂也脉弦浮者向之浮大減小而弦尚存是陽明之脉證已罷惟少陽之表邪尚存故可用小柴胡以解外若脉但浮而不弦大則非陽明少陽脉無餘證則上文諸證悉罷是無陽明少陽證惟太陽之表邪未散

故可與麻黄湯以解外所以然者以陽明居中其風
非是太陽轉屬即是少陽轉屬兩陽相熏灼故病過
十日而表熱不退也無餘証可憑只表熱不解法當
憑脉故弦浮者可知少陽轉屬之遺風但浮者是太
陽轉屬之餘風也若不尿腹滿加噦是接耳前後腫
来此是内不解故小便難者竟至不尿腹部滿亦噦
不減時時噦者更加噦矣非刺後所致亦非用吉故
麻黄後變証也○太陽主表故中風多表証陽明主
裡故中風多裡証○弦為少陽脉耳前後脇下為少
陽部陽明中風而脉証兼少陽者以膽為[illegible]府故也

若不兼太陽少陽脈証只是陽明病而不名中風矣

参看口苦咽乾知陽明中風從少陽轉屬者居多

本條多中風而不言惡風亦不言惡熱要知始雖惡寒二日自止風邪未解故不惡熱是陽明中風與太少不同而陽明過經留連不解之風亦與本經和中迥別也

右論陽明中風証

陽明病若能食名中風不能食名中寒

太陽主表病情當以表辨陽明主裏証雖在表病情仍以裏辨此不特以能食不能食別風寒更以能食

不能食，審胃家虛實也。要知風寒本一體，隨人胃氣而別。此條本為陽明初受表邪，先辨胃家虛實，為診家提綱，使其著眼處，不是為陽明分中風傷寒之法也。

陽明病，若中寒不能食，小便不利，手足濈然汗出，此欲作固瘕，必大便初鞕後溏。所以然者，以胃中冷，水穀不別故也。

胃實則中熱，故能消穀；胃虛則中寒，故不能食。陽明以胃實為病根，更當以胃寒為深慮耳。凡身熱汗出，不惡寒反惡熱，稱陽明病。今但手足汗出，則津液之

洩于外者尚少小便不利則津液不泄于下陽明所慮在亡津液此更慮其不能化液矣

固瘕即初鞕後溏之謂肛門雖固結而腸中不全乾也溏即水穀不別之象以癥瘕作解者謬矣按大腸小腸俱屬于胃欲知胃之虛實必于二便驗之小便利屎定鞕小便不利必大便初硬後溏今人但知大便硬大便難不大便者爲陽明病亦知小便難小便不利小便數少或不屎者皆陽明病乎

陽明病不能食攻其熱必噦所以然者胃中虛冷故也以其人本虛故攻其熱必噦

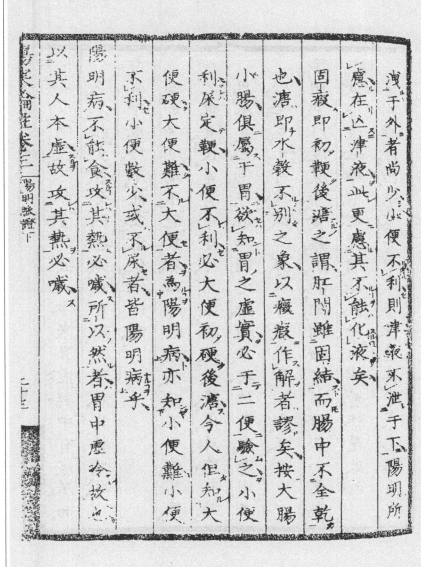

初受病便不能食，知其人本來胃虛，與中有燥屎而反不能食者有別也。噦為胃病，病深者其聲噦矣。

若胃中虛冷不能食者，飲水則噦。

要知陽明病不能食者，雖身熱惡熱，而不可攻其熱。不能食，便是胃中虛冷，用寒以徹表熱，便是攻，非指用承氣也。傷寒治陽明之法，利在攻；仲景治陽明之心，全在未可攻，故諄諄以胃家虛實相告耳。

陽明病，脈遲，腹滿食難用飽，飽則微煩頭眩，必小便難。此欲作穀疸，雖下之，腹滿如故。所以然者，脈遲故也。

陽明脈浮而弦大，為中風；若脈遲，為中寒，為無熱。

食難用飽因于腹滿腹滿因于小便難煩眩又因于食飽耳食入于胃濁氣歸心故煩虛陽不能化液則清中清者不上升故食穀則頭眩濁中清者不下輸故腹滿而小便難胃脘之陽不達于寸口故脈遲也金匱曰穀氣不消胃中苦濁濁氣下流小便不通身體盡黃名曰穀疸當用五苓散調胃利水而反用茵陳湯下之腹滿不減而除中發噦所由來矣所以然者蓋遲為在藏脾家實則腐穢自去食難用飽者脾不磨也下之則脾家愈虛不化不出故腹滿如故

傷寒脈遲六七日而反與黃芩湯徹其熱脈遲為寒今

與黄芩湯復除其熱腹中應冷當不能食今反能食此
名除中必死
凡首揭陽明病者必身熱汗出不惡寒反惡熱也此
言傷寒則惡寒可知言徹其熱則發熱可知脈遲為
無陽不能作汗必服桂枝湯啜稀熱粥令汗生于穀
耳黄芩湯本為協熱下利而設不為脈遲無熱而設
今不知脈遲為脾寒但知清表之餘熱熱去寒起則
不能食者為中寒反能食者為除中矣除中者胃陽
不支假穀氣以自救凡人將死而反強食者是也
陽明病初欲食小便反不利大便自調其人骨節疼翕

然如有熱狀奄然發狂濈然汗出而解者此水不勝穀氣與汗共併脉緊則愈

初欲食則胃不虛冷小便不利是水氣不宣矣大便反調胃不實可知骨節疼者濕流關節也翕翕如有熱而不甚熱者燥化不行而濕在皮膚也其人胃本不虛因水氣怫鬱鬱極而發故忽狂汗生于穀濈然汗出者水氣與穀氣併出而為汗也脉緊者對遲而言非緊則為寒之謂

若脉遲至六七日不欲食此為晚發水停故也為未解食自可者為欲解

初能食至六七日陽氣来復之時反不欲食是胃中寒冷因水漿而然名曰晩發因固瘕穀疸等為未除也食自可則胃陽已復故欲解

傷寒大吐大下之極虚復極汗者以其人外氣怫鬱復與之水以發其汗因得噦所以然者胃中虚冷故也

陽明居中或亡其津而為實或亡其津而為虚皆得轉為陽明其傳為實者可下其傳為虚者當温矣

○右論陽明中寒証

陽明病欲解時從申至戌上

申酉為陽明主時即日晡也凡稱欲解者俱指表而

言如太陽頭痛自止惡寒自罷陽明則身不熱不惡

熱也

○右論陽明病解時

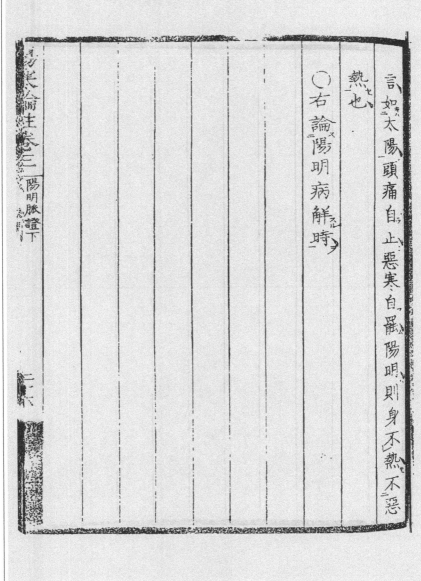

梔子豉湯證

陽明病，脉浮而緊，咽燥口苦，腹滿而喘，發熱汗出，不惡寒反惡熱，身重。若發汗則躁，心憒憒而讝語。若加燒鍼，心怵惕煩躁不得眠。若下之，則胃中空虛，客氣動膈，心中懊憹，舌上胎者，梔子豉湯主之。

脉証與陽明中風同。彼以惡寒，故名中風；此反惡熱，故名陽明病。陽明主肌肉，熱甚無津液以和之，則肉不和，故身重。此陽明半表裡証也。邪已入腹，不在營衛之間，脉雖浮，不可為在表而發汗；脉雖緊，不可以身重而加溫鍼。胃家初實，尚未燥硬，不可以喘滿惡

熱而攻下若妄汗之則腎液虛故躁心液亡故昏昧
而憒憒胃無津液故大便燥硬而譫語也若謬加溫
鍼是以火濟火故心恐懼而怵惕土水皆因火侮故
煩躁而不得眠也陽明中風病在氣分不可妄下此
既見胃實之証下之亦不為過但胃中以下而空虛
喘滿汗出惡熱身重等証或罷而邪之客上焦者必
不因下除故動于膈而心中懊憹不安也病在陽明
以妄汗為重妄下為輕舌上胎敂自上四段來不惡
反惡皆由心主憒憒怵惕懊憹之象皆心病所致故
當以舌驗之舌為心之外候心熱之微甚與胎之厚

薄色之浅深為可徴也梔子豉湯主之是總結上四段証要知本湯是胃家初受雙解表裡之方不只為誤下後立法蓋陽明初病不全在表不全在裡諸証皆在裡之半表間汗下温鍼皆在所禁将何以治之惟有吐之一法為陽明表邪之出路耳然病在胸中宣瓜蔕散此已在腹中則瓜蔕散不中与也梔子豉湯主之外而自汗悪熱身重可除内而喘満咽乾口苦自解矣

陽明之有梔豉湯猶太陽之有桂枝湯既可以驅邪亦可以救誤上焦得通津液得下胃氣因和耳

若渴欲飲水口乾舌燥者白虎加人參湯主之

上文是陽邪自表入裡此條則自淺入深之證也咽燥口苦惡熱熱雖在裡尚未犯心憒憒怵惕懊憹雖入心尚不及胃燥渴欲飲是熱已入胃尚未燥硬用白虎加人參湯瀉胃火而扶元氣全不涉汗吐下三法矣

若脈浮發熱渴欲飲水小便不利者猪苓湯主之

上條根首條諸証此條又根上文飲水來連用五若字見仲景說法御病之詳梔豉湯所不及者白虎湯繼之白虎湯不及者猪苓湯繼之此陽明起手之三

法所以然者總為胃家惜津液既不肯令胃燥亦不肯令水漬入胃耳○餘義見猪苓湯証

發汗吐下後虛煩不得眠若劇者必反覆顛倒心中懊憹梔子豉湯主之若少氣者梔子甘草豉湯主之若嘔者梔子生姜豉湯主之

虛煩是陽明之壞病便從梔子湯隨証治之猶太陽壞病多用桂枝湯加減用也以吐易温鍼以懊憹除憒憒怵惕可互文見意梔豉湯本為治煩躁設又可以治虛煩以此治陽明之虛與太陽之虛不同陽明之煩與太陽之煩有別矣首句雖兼汗吐下而大意

單指下後言以陽明病多誤在早下故也反覆顛倒四字切肖不得眠之狀為虛煩二字傳神此火性搖動心無依著故也心居胃上即陽明之表凡心病皆陽明表邪故制梔豉湯因而越之蓋太陽之表當汗而不當吐陽明之表當吐而不當汗太陽之裡當利小便而不當下陽明之裡當下而不當利小便今人但知汗為解表不知吐亦為解表故于仲景大法中但知汗下而遺其吐法耳若少氣若嘔又從虛煩中想出煩必傷氣加甘草以益氣虛熱相搏必欲嘔加生姜以散邪

發汗若下之而發煩熱胸中窒者梔子豉湯主之
窒者痞塞之謂煩爲虛煩則熱亦虛熱窒亦虛窒矣此熱傷君主心氣不足而然梔豉治之是益心之陽塞亦通行之謂歟誤下後痞不在心下而在胸中故仍用梔豉與太陽下後外不解者仍用桂枝同法蓋病不變則方不可易耳

下後更煩按之心下濡者爲虛煩也宜梔子豉湯
更煩是既解而復煩也心下軟對胸中窒而言與心下反硬者懸殊矣要知陽明虛煩對胃家實熱而言是空虛之虛不是虛弱之虛

陽明病下之其外有熱手足溫不結胸心中懊憹饑不
能食但頭汗出者梔子豉湯主之
外有熱是身熱未除手足溫尚未濈然汗出此猶未
下前證見不當早下也不結胸是心下無水氣知是
陽明之燥化心中懊憹是上焦之熱不除饑不能食
是邪熱不殺穀但頭汗出而不發黃者心火上炎而
皮膚無水氣也此指下後變證夫病屬陽明水有可
下之理然外證未除下之太早胃雖不傷而上焦火
鬱不達仍與梔子豉湯吐之心清而內外自和矣
傷寒五六日大下後身熱不去心中結痛者未欲解也

梔子豉湯主之

病發于陽而反下之外熱未除心中結痛雖輕于結胸而甚于懊憹矣結胸是水結胸脇用陷胸湯水鬱則折之也此乃熱結心中用梔豉湯火鬱則發之也

梔子豉湯

梔子十四枚　香豉四合綿裹

右二味以水四升先煮梔子得二升半內豉煮取升半去滓分為二服溫進一服得吐止後服

梔子甘草豉湯

本方加甘草二兩　餘同前法

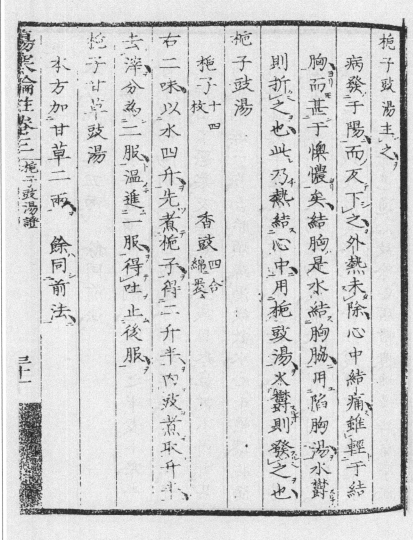

梔子生姜豉湯

本方加生姜五兩餘同前法

此陽明半表半裡湧泄之劑也少陽之半表半寒半裡半熱而陽明之熱自內達外有熱無寒其外証身熱汗出不惡寒反惡熱身重或目疼鼻乾不得臥其內証咽燥口苦舌胎煩躁渴欲飲水心中懊憹腹滿而喘此熱半在表半在裡也脈雖浮緊不得為太陽病非汗劑所宜又病在胸腹而未入胃府則不當下法當涌吐以發散其邪梔子苦能泄熱寒能勝熱其形象心又赤色通心故除心煩憒憒懊憹結痛等証

豆形象腎製而爲豉輕浮上行能使心腹之邪上出于口一吐而心腹得舒表裏之煩熱悉除矣所以然者二陽之病發心脾已上諸証是心脾熱而不是胃家熱即本論所云有熱屬藏者攻之不令發汗之謂也若夫熱傷氣者少氣加甘草以益氣虛熱相搏者多嘔加生姜以散邪梔豉湯以梔配豉瓜蒂散以赤豆配豉皆心腎交合之義

傷寒醫以丸藥大下之身熱不去微煩者梔子乾姜湯主之

攻裏不遠寒用丸藥大下之寒氣留中可知心微煩

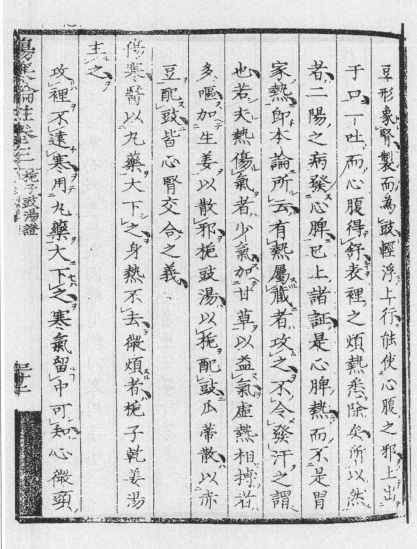

而不懊憹則非吐劑所宜也用梔子以解煩倍乾姜以逐內寒而散表熱寒因熱用熱因寒用二味成方而三法備矣

傷寒下後心煩腹滿起臥不安者梔子厚朴湯主之

心煩則難臥腹滿則難起起臥不安是心移熱于胃與反覆顛倒之虛煩不同梔子以治煩枳朴以泄滿此兩解心腹之妙劑也熱已入胃則不當吐便未燥硬則不可下此為小承氣之先著

梔子乾姜湯

梔子十四枚　乾姜二兩

右二味、以水三升、煮取一升半、去滓、分二服、温進一服、

梔子厚朴湯

梔子十四枚　厚朴四兩　枳實　餘同前

法

夫梔子之性、能屈曲下行、不是上湧之劑、惟豉之腐氣上薰心肺、能令人吐耳、觀瓜蒂散必用豉汁和劑服、是吐在豉、而不在梔也、此梔子乾姜湯去豉用姜、是取其横散、梔子厚朴湯以枳朴易豉、是取其下洩、皆不欲上越之義、舊本兩方後槩云得吐止後服、豈不謬哉、觀梔子栢皮湯與茵陳湯中俱有梔子、俱不

言吐又病人舊微溏者不可與則梔子之性自明

傷寒身熱發黄者梔子栢皮湯主之

身熱汗出為陽明病若寒邪太重陽氣怫鬱在表亦有汗不得出熱不得越而發黄者矣黄為土色胃火内熾津液枯涸故黄見于肌肉之間與太陽誤下寒水留在皮膚者迥別非汗吐下三法所宜也必須苦甘之劑以調之梔栢甘草皆色黄而質潤梔子以治内煩栢皮以治外熱甘草以和中氣形色之病仍假形色以通之神乎神矣

梔子蘗皮湯

梔子十五枚　甘草一兩　黃蘗二兩

右三味以水四升煮取一升半去滓分溫再服

陽明病無汗小便不利心中懊憹者身必發黃

陽明病法多汗反無汗則熱不得越小便不利則熱不得降心液不支故雖未經汗下而心中懊憹也無汗小便不利是發黃之原心中懊憹是發黃之兆然口不渴腹不滿非茵陳湯所宜與梔子栢皮湯黃自鮮矣

陽明病被火額上微汗出而小便不利者必發黃

陽明無表證不當發汗況以火刼乎額為心部額上

微汗心液竭矣心虛腎亦虛故小便不利而發黃非
梔子栢皮湯何以挽津液于涸竭之餘耶
陽明病面合赤色不可下之必發熱色黃小便不利也
面色正赤者陽氣怫鬱在表當以汗解而反下之熱
不得越故復發熱而赤轉為黃也上條因于火逆此
條因于妄下前條小便不利而發黃此條先黃而小
便不利總因津液枯涸不能通調水道而然須梔子
栢皮滋化源而致津液非滲洩之劑所宜矣○未發
宜梔子豉湯已黃宜梔子栢皮湯
仲景治太陽發黃有二法但頭汗出小便不利者麻

黄連麯湯汗之少腹硬小便自利者抵當湯下之治陽明發黄二法但頭汗小便不利腹滿者茵陳大黄以下之身熱發黄與誤治而致者梔子栢皮以清之總不用滲洩之劑要知仲景治陽明重在存津液不欲利小便惟恐胃中燥耳所謂治病必求其本

凡用梔子湯病人舊微溏者不可與服之向来胃氣不實即梔子亦禁用用承氣者可不慎之歟

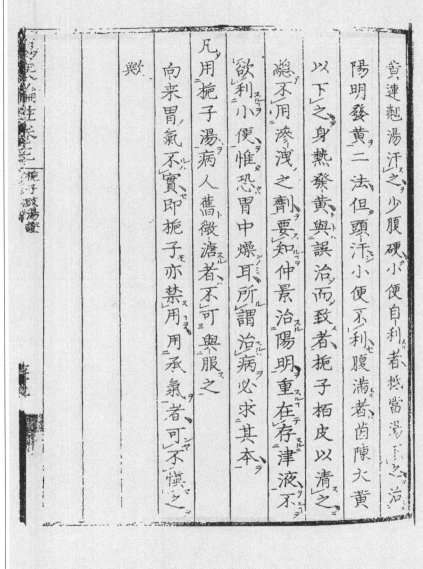

瓜蒂散證

病如桂枝證頭不痛項不強寸脈微浮胸中痞鞕氣上冲咽喉不得息者此爲胸有寒也當吐之宜瓜蒂散

病如桂枝是見發熱汗出惡風鼻鳴乾嘔等証頭不痛項不強則非太陽中風未經汗下而胸中痞硬其氣上冲便非桂枝証矣病機在胸中痞硬便當究痞硬之病因思胸中痞硬之治法矣胸中者陽明之表也邪中于面則入陽明中于膺亦入陽明則鼻鳴發熱汗出惡風者是邪中于面在表之表也胸中痞硬氣上冲不得息者邪中膺在裡之表也寒邪結而不

散胃陽抑而不升故成此痞象耳胃者土也土生萬
物不吐者死必用酸苦湧洩之味因而越之胃陽得
泄胸寒自散裡之氣和表之表亦解矣此瓜蒂散為
陽明之表劑

病人手足厥冷脈乍緊者邪結在胸中心下滿而煩飢
不能食者病在胸中當吐之宜瓜蒂散

手足為諸陽之本厥冷則胃陽不達于四肢緊則為
寒乍緊者不厥時不緊言緊與厥相應也此寒結胸
中之脈証心下者胃口也滿者胃氣逆煩者胃火盛
火能消物故飢寒結胸中故不能食此陰併于上陽

併于中故寒傷形熱傷氣也非汗下溫補之法所能治必瓜蒂散吐之此通因塞用法又寒因寒用法○上條是陽明中風脈證此條是陽明傷寒脈症上條是陽明小結胸此條是陽明大結胸太陽結胸因熱入硬滿而痛故製大陷胸下之陽明結胸因寒塞硬滿不痛爲無形故製瓜蒂散吐之

少陰症飲食入口則吐心中溫溫欲吐復不能吐始得之手足寒脈弦遲者此胸中實不可下也當吐之若膈上有寒飲乾嘔者不可吐也當溫之宜四逆湯

欲吐而不吐者少陰虛證此飲食入口即吐非胃寒

矣心下溫即欲吐溫止則不欲吐矣復不能吐者寒氣在胸中似有形而實無形非若飲食有形而可直拒之也此病升而不降宜從高者抑之之法下之則愈矣而不能若以始得之手足寒脉弦遲其為溫今以心中溫溫之此為熱實熱實不在胃而在胸中則不可下也當因其熱實而吐之不出其汗越之之法然病在少陰嘔吐而手足亦寒最宜細察求膈上有寒飲與心下溫者不同矣又乾嘔者與飲食即吐者不同矣瓜蒂散不中與也氣上冲滿而煩心下溫皆是瓜蒂散作眼處

手足寒脈弦遲有心温膈寒二証須著眼

瓜蒂散

赤小豆　瓜蒂熬黃各一分

二味各別擣篩為散合治之取一錢匕以香豉一合用熱湯七合煮作稀糜去滓取汁和散温頓服不吐少少加得快吐乃止諸亡血虛家不可與之

瓜為甘菓而熟于長夏清胃熱者也其蒂瓜之生氣所繫也色青味苦象東方甲木之化得春升生發之機故能提胃中之氣除胸中實邪為吐劑之第一品藥故必用穀氣以和之赤小豆甘酸下行而止吐取

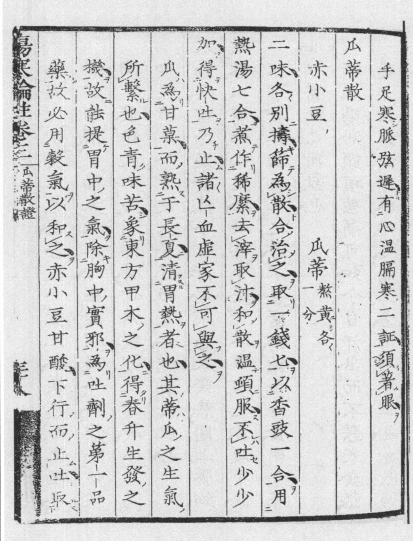

為反佐制其太過也香豉本性沉重糜熟而使輕浮苦甘相濟引陽氣以上升驅陰邪而外出作為稀糜調二散雖快吐而不傷神仲景製方之精義亦豈為心熱而下降香豉為腎穀而反升既濟之理也

太陽病當惡寒發熱今自汗出不惡寒發熱關上脈細數者以醫吐之過也此為小逆一二日吐之者腹中飢口不能食三四日吐之者不喜糜粥欲食冷食朝食暮吐以醫吐之所致也

言太陽病頭項強痛可知今自汗出而不惡寒發熱疑非桂枝證以脈辨之關上者陽明脈位也細數而

不洪大雖自汗而不惡熱則不是與陽明併病不口乾煩滿而自汗出是不與少陰兩感原其故乃庸醫妄吐之所致也吐後惡寒發熱之表雖除而頭項強痛仍在則自汗為表虛脉細數為裡熱也此其人胃氣未傷猶未至不能食尚為小逆其誤吐而傷及胃氣者更當討日以辨之若一二日間熱正在表當汗解而反吐之寒邪乘虛入胃故飢不能食三四日間熱發于裡當清解而反吐之胃陽已亡故不喜穀食而反喜冷菓是除中也邪熱不化物故朝食暮吐生意盡矣此為大逆

故三陽皆受氣于胸中在陽明以胸為表吐之陽氣
又宣故吐中便寓發散之意太陽以胸為裡故有乾
嘔嘔逆之証而不可吐吐之則傷胃而為逆少陽得
胸中之表故亦有喜嘔証吐之則悸而驚矣
太陽病吐之但太陽病當惡寒今反不惡寒不欲近衣
此為吐之內煩也
上條因吐而亡胃脘之陽此因吐而傷膻中之陰前
條見其人之胃虛此條見其人之陽盛前條寒入太
陰而傷脾精此條熱入陽明而成胃實皆太陽妄吐
之變証是瓜蒂散所禁不特亡血虛家也

白虎湯證

傷寒脈浮發熱無汗其表不解者不可與白虎湯渴欲飲水無表証者白虎加人參湯主之

白虎湯治結熱在裡之劑先示所禁後明所用見白虎爲重劑不可輕用也脈浮發熱無汗麻黄証尚在即是表不解更兼渴欲飲水又是熱入裡此謂有表裡証當用五苓多服煖水發汗矣若外熱已解是無表証但渴欲飲水是邪熱内攻熱邪與元氣不兩立急當救裡故用白虎加人參以主之若表不解而妄用之熱去寒起亡可立待矣

脈桂枝湯大汗出後大煩渴不解脈洪大者白虎加人參湯主之

前條詳證此條詳脈○全註見桂枝篇

傷寒無大熱口燥渴心煩背微惡寒者白虎加人參湯主之

傷寒六七日無大熱其人躁煩為陽去入陰此雖不躁而口渴心煩陽邪入裏明矣無大熱指表言見微熱猶在背微惡寒見惡寒將罷此雖有表裏證而表邪已輕裏熱已甚急與白虎加人參湯裏和而表自解矣

傷寒若吐若下後七八日不解熱結在裏表裏俱熱時時惡風大渴舌上乾燥而煩欲飲水數升者白虎加人參湯主之

傷寒七八日尚不解者當汗不汗反行吐下是治之逆也吐則津液亡于上下則津液亡于下表雖不解熱已結于裏矣太陽主表陽明主裏表裏俱熱是兩陽併病也惡風為太陽表證未罷然時時惡風則有時不惡表將解矣與背微惡寒同煩躁舌乾大渴為陽明證欲飲水數升裏熱結而不散急當救裏以滋津液裏和表亦解故不須兩解之法

陽明病若渴欲飲水口乾舌燥者白虎加人參湯主之

白虎所治皆陽明燥証揭為陽明主方信為有見

三陽合病腹滿身重難以轉側口不仁而面垢遺尿發汗則譫語下之則額上出汗手足冷若自汗出者白虎湯主之

此本陽明病而畧兼太少也胃氣不通故腹滿陽明主肉無氣以動故身重難以轉側者少陽行身之側也口者胃之門戶胃氣病則津液不能上行故不仁陽明則顏黑少陽病面微有塵陽氣不榮于面故垢膀胱不約為遺溺遺尿者太陽本病也雖三陽合病

而陽明證多則當獨取陽明矣無表證則不宜汗胃未實則不當下此陽明半表裡證也裡熱而非裡實故當用白虎而不當用承氣若妄汗則津竭而譫語誤下則亡陽而額汗出手足厥也此自汗出爲内熱甚者言耳接遺尿句來若自汗而無大煩大渴證無洪大浮滑脈當從虛治不得妄用白虎若額上汗出手足冷者見煩渴譫語等證與洪滑之脈亦可用白虎湯

三陽合病脈浮大在關上但欲睡眠合目則汗

上條言病狀及治方此條詳病脈探病情究病機必

兩條合參而合病之大要始得脈大為陽關上陽所治也是為重陽矣但欲睡眠是陽入于陰矣合目則衛氣行陰而兼汗出熱淫于内矣與上文自汗同此少陰脈微細而但欲寐不同

傷寒脈浮滑此表有熱裡有邪白虎湯主之

此條論脈而不及証因有白虎湯証而推及其脈也勿只據脈而不審其証脈浮而滑為陽陽主熱内經云脈緩而滑曰熱中是浮為在表滑為在裡舊本作裡有寒者誤此雖表裡並言而重在裡熱所謂結熱在裡表裡俱熱者也

傷寒脈滑而厥者，裡有熱也，白虎湯主之。

脈微而厥為寒厥，脈滑而厥為熱厥。陽極似陰之証，全憑脈以辨之。然必煩渴引飲，能食而大便難，乃為裡有熱也。

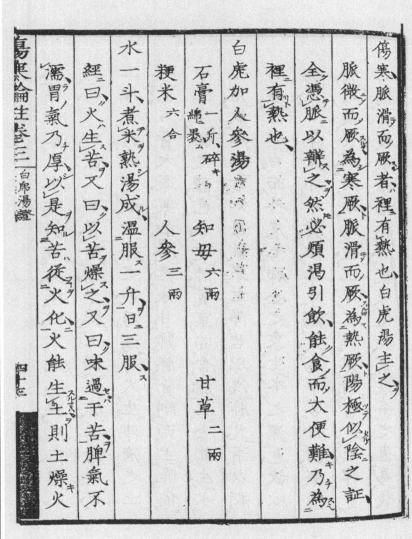

白虎加人參湯

石膏一斤，碎，綿裹　知母六兩　甘草二兩

粳米六合　人參三兩

水一斗，煮米熟湯成，溫服一升，日三服。

經曰：火生苦。又曰：以苦燥之。又曰：味過于苦，脾氣不濡，胃氣乃厚。以是知苦從火化，火能生土，則土燥火炎非苦寒之味所能治矣經曰甘先入脾又曰以甘瀉之又曰飲入于胃輸精于脾上歸于肺水精四布五經並行以是知甘寒之品乃瀉胃火生津液之上劑也石膏大寒寒能勝熱味甘歸脾質剛而主降備冲土生金之體色白通肺質重而含脂具金能生水之用故以為君知母氣寒主降苦以洩肺火辛以潤肺燥内肥白而外皮毛肺金之象生水之源也故以為臣甘草皮赤中黃能土中瀉火為中宮舟楫寒藥得之緩其寒用此為佐沉降之性亦得留連于脾胃之間矣粳米稼穡作甘氣味温和稟容平之德為後

天養命之資得此為佐陰寒之物庶無傷損脾胃之慮也煮湯入胃輸脾歸肺水精四布大煩大渴可除矣白虎為西方金神用以名湯者秋金得生而炎暑自解此四時之序也更加人參以補中益氣而生津協和甘草粳米之補承制石膏知母之寒瀉火而土不傷乃操萬全之術者

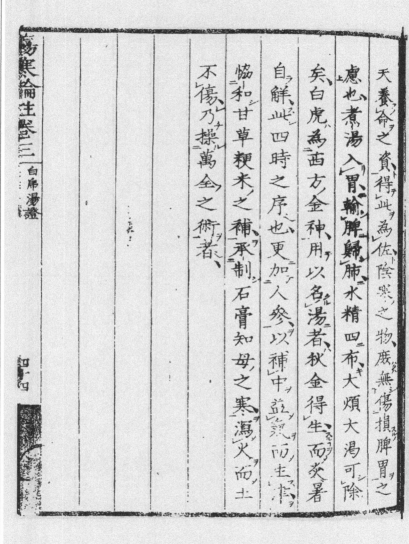

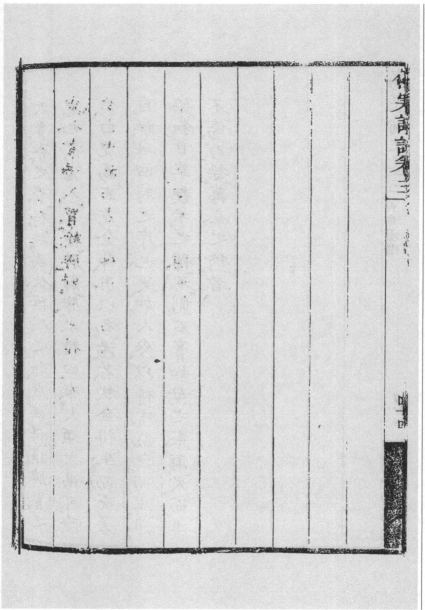

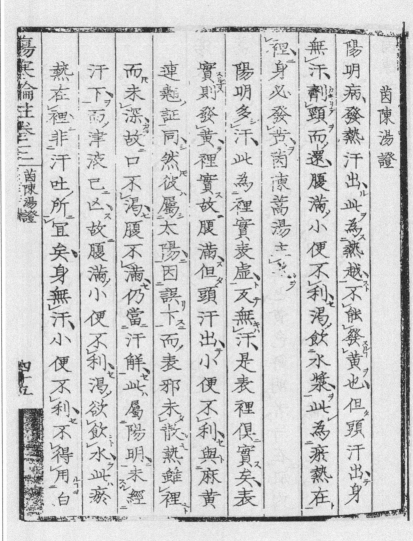

茵陳湯證

陽明病，發熱汗出，此為熱越，不能發黄也。但頭汗出，身無汗，劑頸而還，腹滿，小便不利，渴飲水漿，此為瘀熱在裡，身必發黄，茵陳蒿湯主之。

陽明多汗，此為裡實表虛，反無汗，是表裡俱實矣。表實則發黄，裡實故腹滿。但頭汗出，小便不利，與麻黄連軺証同。然彼屬太陽，因誤下而表邪未散，熱鬱裡而未深，故口不渴，腹不滿，仍當汗解。此屬陽明，未經汗下，而津液已亡，故腹滿，小便不利，渴欲飲水，此瘀熱在裡，非汗吐所宜矣。身無汗，小便不利，不得用白慮瘀熱發黄，内無津液，不得用五苓，故製茵陳湯以佐梔子承氣之所不及也。但頭汗則身黄而面目不黄，若中風不得汗，則一身及面目悉黄，以見發黄是津液所生病。

傷寒七八日，身黄如橘子色，小便不利，腹微滿者，茵陳蒿湯主之。

傷寒七八日不鮮，陽氣重也。黄色鮮明者，汗在肌肉而不達也。小便不利，内無津液也。腹微滿，胃家實也。調和二便，此茵陳之職。

茵陳蒿湯

茵陳蒿六兩　梔子十四枚　大黄二兩

以水一斗，先煮茵陳，減六升，内二味，煮取三升，去滓，分温三服。小便當利，尿如皂角汁狀，色正赤，一宿腹減，黄從小便去。

茵陳禀北方之色，經冬不凋，受霜承雪，故能除熱邪留結。梔子以通水源，大黄以調胃實，令一身内外之瘀熱悉從小便出，腹滿自減，而津液無傷，此茵陳湯爲陽明利水之妙劑也。

傷寒發汗已，身目爲黄，所以然者，以寒濕在裏不解故也。不可下，于寒濕中求之。

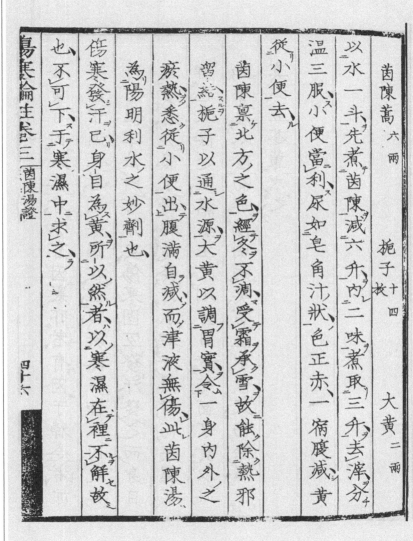

發黄有因瘀熱者、亦有因寒邪者、有因于燥令者、亦有因于濕化者、則寒濕在裡、與瘀熱在裡不同、是非汗下温三法所可治矣、傷寒固宜發汗、發之而身目反黄者、非熱不得越、是發汗不如法、熱鮮而寒濕不解也、太陰之上、濕氣主之、則身目黄而面不黄、以此知繫在太陰、而非陽明病矣、當温中散寒而除濕、于真武五苓輩求之、

承氣湯證

傷寒不大便六七日不惡寒反惡熱頭痛身熱者與承氣湯

受病後便不大便胃家實也至六七日而頭痛身熱不解足見陽氣之重其不惡寒反惡熱更可知矣此太陽陽明合病已合陽數之期而不愈者當知不大便之病為在裡不必拘頭痛身熱之表為未解也所謂陽盛陰虛汗之則死下之即愈可不知要害乎

病人煩熱汗出則解又如瘧狀日晡所發熱者屬陽明也脈實者宜下之與承氣湯

煩熱自汗似桂枝証寒熱如瘧似柴胡証然日晡潮熱期屬陽明而脉已沉實確為可下是承氣主証主脉也當與不大便六七日互相發明

太陽病三日發汗不解頭不痛項不強不惡寒反惡熱蒸蒸發熱者屬胃也調胃承氣湯主之

病經三日已曾發汗陽氣得洩則熱勢當解而內熱反熾與中風翕翕發熱不同必其人胃家素實因發汗亡津液而轉屬陽明也三日正陽明發汗之期此太陽症已罷雖熱未解而頭不痛項不強不惡寒反惡熱可知熱已入胃便和其胃調胃之名以此〇日

數不必拘要在脈証上講求

發汗後惡寒者虛故也不惡寒反惡熱者實也當和胃氣與調胃承氣湯

虛實俱指胃言汗後正氣奪則胃虛故用附子芍藥邪氣盛則胃實故用大黃芒硝此自用甘草是和胃之意此見調胃承氣是和劑而非下劑也

若胃氣不和讝語者少與調胃承氣湯

承者順也順之則和少與者即調之之法

傷寒吐後腹脹滿者與調胃承氣湯

妄吐而亡津液以致胃實而腹脹吐後上焦虛可知

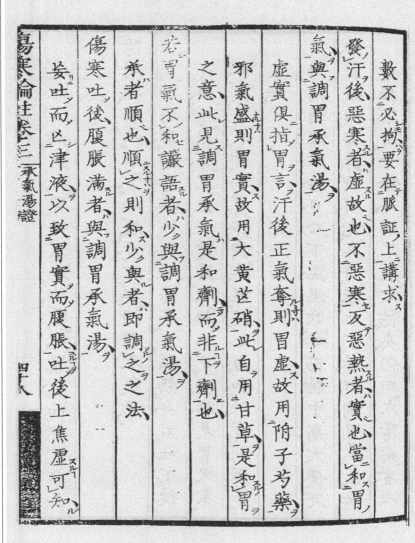

腹雖脹滿、病在胃而不在胸、當和胃氣而枳、朴非其
任矣、
陽明病、不吐不下、心煩者、可與調胃承氣湯、
言陽明病、則身熱汗出、不惡寒反惡熱矣、若吐下後
而煩、為虛邪、宜梔子豉湯、未經吐下而煩、是胃火乘
心、從前來者為實邪、調其經而心自和、此實則瀉子
之法、
太陽病、過經十餘日、心下溫溫欲吐、而胸中痛、大便反
溏、腹微滿、鬱鬱微煩、先其時極吐下者、與調胃承氣湯、
過經不解、十餘日、病不在太陽矣、仍曰太陽病者、以

此為太陽之壞病也心中不煩而心下溫腹中不痛而胸中痛是上焦因極吐而傷矣心下者胃口也心下溫溫時即欲吐胃口有遺熱腹微滿而鬱鬱時便微煩是胃家尚未虛胃中有燥屎矣大便當硬而反溏是下焦因極下而傷也欲吐而不得吐當利而不利總因胃氣不和大便溏而胃家仍實也少與調胃承氣湯微和之三焦得和矣

傷寒十三日不解過經譫語者以有熱故也當以湯下之若小便利者大便當硬而反下利脈調和者知醫以丸藥下之非其治也若自下利者脈當微今反和者此

為內實也調胃承氣湯主之

經者常也過經是過其常度非經絡之經也發于陽者七日愈七日已上自愈以行其經盡故也七日不愈是不合陰陽之數便為過經非十三日不解為過經也凡表解而不了了者十二日愈此十三日而尚身熱不解便見其人之陽有餘過經而譫語以有其人之胃家實此內外有熱自陽盛陰虛也當以承氣湯下之而醫以丸藥下之是因其病久不敢速下恐傷胃氣之意而實非傷寒過經之治法也下之不利今反下利疑為胃虛而身熱譫語未除非虛也凡下

利者小便當不利小便利者大便當硬今小便利而反下利疑為胃虛恐熱為協熱而語為鄭聲也當以脈別之諸微亡陽若胃虛而下利者脈當微今調和而不微是脈有胃氣胃實可知也是丸藥之洩遲利在下焦故胃實而腸虛調其胃則利自止矣

○上條大便反溏此條反下利從假不足處得其眞實

○右論調胃承氣症

太陽病若吐若下若發汗微煩小便數大便因鞕者小承氣湯和之愈

此亦太陽之壞病轉屬陽明者也微煩小便數大便
尚不當硬因妄治亡津液而硬也用小承氣和之潤
其燥也此見小承氣亦和劑不是下劑
得病二三日脈弱無太陽柴胡症煩躁心下鞕至四五
日雖能食以小承氣湯少少與微和之令小安至六日
與承氣湯一升若不大便六七日小便少者雖不能食
但初頭硬後必溏未定成硬攻之必溏須小便利屎定
硬乃可攻之宜大承氣湯
得病二三日尚在三陽之界其脈弱恐為無陽之微
無太陽桂枝証無少陽柴胡證則病不在表而煩躁

心下硬是陽邪入陰病在陽明之裡矣辨陽明之虚實在能食不能食若病至四五日尚能食則胃中無寒而便硬可知少與小承氣微和其胃令煩躁少安不竟除之者以其人脈弱恐大便之易動故也猶太陽脈弱當行大黃芍藥者減之之意至六日復與小承氣一升至七日仍不大便胃家實也欲知大便之燥硬既審其能食不能食又當問其小便之利不利而能食必大便硬後不能食是有燥屎小便少者恐津液還入胃中故雖不能食初頭硬後必溏小便利者胃必實屎定硬乃可攻之所以然者脈弱是太陽

中風能食是陽明中風非七日後不敢下者以此為風也須過經乃可下之下之若早語言必亂正此謂也

陽明病脈遲微汗出不惡寒者其身必重短氣腹滿而喘有潮熱者此外欲解可攻裏也手足濈然而汗出者此大便已鞕也大承氣湯主之若汗多微發熱惡寒者外未解也其熱不潮未可與承氣湯若腹大滿不通者可與小承氣湯微和胃氣勿令大泄下

脈遲而未可攻者恐為無陽恐為在藏故必表症悉罷裡證畢具方為下症若汗雖多而微惡寒是表證

仍在此本于中風故雖大滿不通只可微和胃氣令小安勿使大泄過經乃可下耳胃實諸證以手足汗出為可據而潮熱尤為親切以四肢為諸陽之本而日晡潮熱為陽明主時也

陽明病潮熱大便鞕者可與大承氣湯不硬者不可與之若不大便六七日恐有燥屎欲知之法少與小承氣湯湯入腹中轉矢氣者此有燥屎乃可攻之若不轉矢氣者此但初頭硬後必溏不可攻之攻之必脹滿不能食也欲飲水者與水則噦其後發熱者必大便硬而少也以小承氣湯和之不轉失氣者慎不可攻也

此必因脈之遲弱即潮熱尚不足據又立試法如胃無燥屎而攻之胃家虛脹故不能食雖復潮熱便硬而少者以攻後不能食故也要知不轉矢氣者即渴欲飲水尚不可與況攻下乎以小承氣為和即以小承氣為試仍與小承氣為和總是慎用大承氣耳

陽明病譫語發潮熱脈滑而疾者小承氣湯主之因與承氣湯一升腹中轉矢氣者更服一升若不轉矢氣者勿更與之明日不大便脈反微濇者裡虛也為難治不可更與承氣湯也

脈滑而疾者有宿食也譫語潮熱下症具矣與小承

氣試之不轉矢氣宜為易動明日而仍不大便其胃家似實而脈反微濇微則無陽濇則少血此為裡虛故陽症反見陰脈也然胃家未實陽脈尚多故脈遲脈弱者始可和而久可下陽脈而變為陰脈者不惟不可下更不可和脈滑者生脈濇者死故為難治然滑有不同又當詳明夫脈弱而滑是有胃氣此脈來滑疾是失其常度重陽必陰仲景早有成見故少與小承氣試之若據譫語潮熱而與大承氣陰盛已亡矣此脈症之假有餘小試之而即見真不足憑脈辨症可不慎哉○又蜜煎而導而通之虛甚者與四逆

湯陰得陽則解矣

傷寒若吐若下後不解不大便五六日上至十餘日日晡所發潮熱不惡寒獨語如見鬼狀若劇者發則不識人循衣摸床惕而不安微喘直視脈弦者生濇者死微者但發熱譫語大承氣湯主之若一服利止後服

壞病有微劇之分微者是邪氣實當以下解若一服利止後服只攻其實無乘其虛也劇者邪正交爭當以脈斷其虛實弦者是邪氣實不失為下症故生濇者是正氣虛不可更下故死如見鬼狀獨語與鄭聲譫語不同潮熱不惡寒不大便是可下症目直視不

識人循衣摸床等症是日晡發熱時事不發時自安故勿竟斷爲死證還將脉推之凡譫語脉短者死濇者短也短則氣病弦者長也長則氣治凡直視譫語喘滿者死此微喘而不滿只是氣之不承非氣之不治耳

陽明病其人多汗以津液外出胃中燥大便必鞕鞕則譫語小承氣湯主之若一服譫語止更莫復服

陽明主津液所生病故陽明病多汗多汗是胃燥之因便硬是譫語之根一服譫語止大便雖未利而胃濡可知矣

下利譫語者有燥屎也宜小承氣湯
下利是大腸虛譫語是胃氣實胃實腸虛宜大黄以
濡胃無庸芒硝以潤腸也
汗出譫語者以有燥屎在胃中此為風也須下之過經
乃可下之下之若早語言必亂表虛裡實故也下之則
愈宜大承氣湯
首二句是冒頭末二句是總語言汗出必亡津譫語
因胃實則汗出譫語以胃中有燥屎也宜大承氣湯
下之然汗出譫語有二義有陽明本病多汗亡津而
譫語者有中風汗出早下而譫語者如脈滑曰風其

譫語潮熱下之與小承氣湯不轉矢氣勿更與之如
能食曰風其煩躁心下硬少與小承氣微和之令小
安非七日後屎定硬不敢遽下者以此證爲風也七日
來行經已盡陽邪入陰乃可下之若不知此義而早
下之表以早下而虛熱不解裡以早下而胃家不實
如十三日不解過經下利而譫語與下後不解至十
餘日不大便日晡潮熱獨語如見鬼狀者是也
陽明病譫語有潮熱反不能食者胃中必有燥屎五六
枚也宜大承氣湯下之若能食者但硬耳
初能食反不能食胃實可知若能食而大便硬是腸

實而胃未實恐本于中風未可下也譫語潮熱未有

燥硬之證

陽明病下之心中懊憹而煩胃中有燥屎者可攻之宜
大承氣湯腹微滿初頭硬後必溏不可攻之
下後心中懊憹而煩梔子豉證若腹大滿不通是胃
中燥屎上攻也若微滿猶是梔子厚朴湯證
病人不大便五六日繞臍痛煩躁發作有時者此有燥
屎故也
發作有時是日晡潮熱之時○二腸附臍故繞痛痛
則不通矣

病人小便不利大便乍難乍易時有微熱喘冒不能臥者有燥屎也宜大承氣湯

小便不利故大便有乍易津液不得還入胃中故喘冒不得臥時有微熱即是潮熱

大下後六七日不大便煩不解腹滿痛者此有燥屎也所以然者以本有宿食故也宜大承氣湯

未病時本有宿食故雖大下之後仍能大實痛隨利減也

脈滑而數者有宿食也當下之宜大承氣湯

數為在府故滑為有食數以至數言是本來面目疾

以體狀言在譫語潮熱時見故為失度
腹滿不減減不足言當下之宜大承氣湯
下後無變症則非妄下腹滿如故者下之未盡耳故
當更下之也
二陽所病太陽証罷但發潮熱手足濈濈汗出大便難
而譫語者下之則愈宜大承氣湯
太陽症罷是全屬陽明矣先揭二陽併病者見太陽
時便有可下之症今太陽一罷則種種皆下証矣
發汗不解腹滿痛者急下之宜大承氣湯
表雖不解邪甚于裡急當救裡裡和而表自解矣

陽明病發熱汗多者急下之宜大承氣湯

前條若汗多微發熱惡寒者外未解也未可與承氣總為脉遲者言耳若脉大而不惡寒蒸蒸發熱汗多亡陽者當急下以存津液而勿以潮熱為拘也

傷寒六七日目中不了了睛不和無表裡証大便難身微熱者此為實也急下之宜大承氣湯

傷寒七日不愈陽邪入陰矣目不了了目睛不和何以故身微熱是表証已罷不煩躁是裡証未見無表裡証也惟不大便為內實斯必濁邪上升陽氣閉塞下之而濁陰出下竅清陽走上竅矣

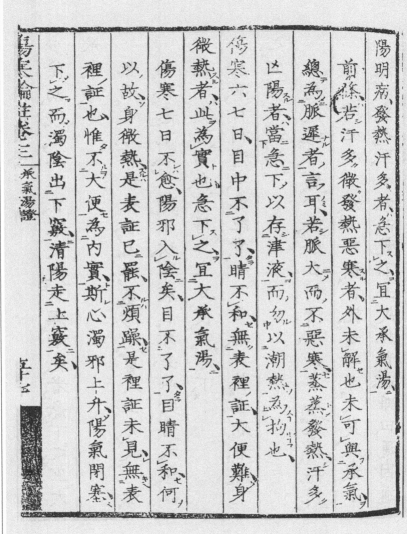

少陰病得之二三日不大便口燥咽乾者急下之宜大承氣湯

熱淫于內腎水枯涸因轉屬陽明胃火上炎故口燥咽乾急下之火歸于坎津液自升矣此必有大便証若非本有宿食何得二三日便當急下

少陰病自利清水色純青心下必痛口乾舌燥者急下之宜大承氣湯

自利而渴者屬少陰今自利清水疑其為寒矣而利清水時必心下痛必口燥舌乾是土燥火炎脾氣不濡胃氣反厚水去而穀不去故純青也雖曰通因通

用仍是通因塞用
少陰病六七日腹脹不大便者急下之宜大承氣湯
六七日當解不解因轉屬陽明是藏氣實而不能入
還之于府也急攻之所謂已入于府者可下也
三陽惟少陽無承氣証三陰惟少陰有承氣証蓋少
陽為陽樞陽精虛邪便入于陰故不可妄下以虛其
陽少陰為陰樞陽有餘邪便傷其陰故宜急下以存
其陰且少陽屬木邪在少陽惟畏其尅土故無下証
少陰主水邪在少陰更畏有土制故當急下蓋真陰
不可虛陽強不可縱也

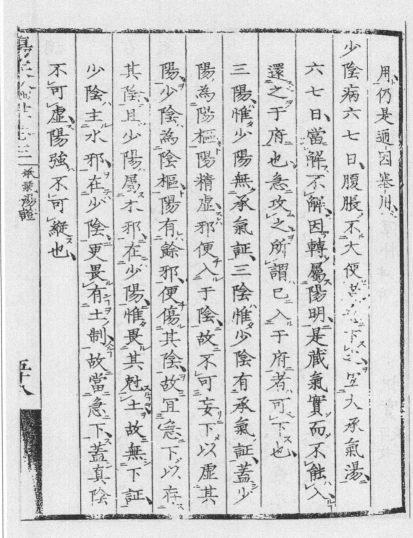

調胃承氣湯

大黄三兩　炙甘草二兩　芒硝半斤

右三味㕮咀以水三升煮取一升去滓内芒硝更上火微煮令沸少少温服

亢則害承乃制承氣所由名也不用枳朴而任甘草是調胃之義胃調則諸氣皆順故亦以承氣名之此方專爲燥屎而設故芒硝分兩多于大承氣前輩見條中無燥屎字便云未燥堅者用之是未審之耳

大承氣湯

大黄四兩酒洗　厚朴半斤　枳實五枚炙

水一斗先煮二物取五升去滓内大黄煮二升去滓再
内芒硝上火微一二沸分温再服得下餘勿服

小承氣湯

大黄四兩　厚朴一兩去皮　枳實三枚

水四升煮取一升二合分温三服初服湯當大便不爾
者盡飲之若得大便勿服

諸病皆因于氣穢物之不去由氣之不順也故攻積
之劑必用氣分之藥故以承氣名湯分大小有二義
焉厚朴倍大黄是氣藥為君味多性猛製大其服欲

令大泄下也大黄倍厚朴是氣藥為臣味少性緩製小其服欲微和胃氣也煎法更有妙義大承氣之先後作三次煎者何哉蓋生者氣鋭而先行熟者氣純而和緩欲使芒硝先化燥屎大黄継通地道而後枳朴除其痞滿也若小承氣三物同煮不分次第只服四合但求地道之通而不用芒硝之峻且遠于大黄之鋭故稱微和之劑云

少陽脈證

少陽之為病、口苦咽乾目眩也、

太陽主表、頭項強痛為提綱、陽明主裏、胃家實為提綱、少陽居半表半裏之位、仲景特揭口苦咽乾目眩為提綱、奇而至當也、蓋口咽目三者、不可謂之表、又不可謂之裏、是表之入裏、裏之出表處、所謂半表半裏也、三者能開能闔、開之可見、闔之不見、恰合樞機之象、故兩耳為少陽經絡出入之地、苦乾眩者皆相火上走空竅而為病也、此病自內之妙、人所不知、惟病人獨知、診家所以不可無問法、○三証為少陽一

經病機兼風寒雜病而言但見一證即是不必悉具
傷寒脈弦細頭痛發熱者屬少陽少陽不可發汗發汗
則詁語此屬胃胃和則愈胃不和則煩而躁
少陽初受寒邪病全在表故頭痛發熱與太陽同與
五六日而往来寒熱之半表之不同也弦為春脈細
則少陽初出之象也但見頭痛發熱而不見太陽脈
証則弦細之脈斷屬少陽而不可作太陽治之矣少
陽少血雖有表証不可發汗發汗則津液越出相火
燥必胃實而詁語當與柴胡以和之上焦得通津液
得下胃氣因和若如煩躁則為承氣証矣

少陽中風兩耳無所聞目赤胸中滿而煩者不可吐下吐下則悸而驚

少陽經絡縈于頭目循于胸中為風木之藏主相火風中其經則風動火炎是以耳聾目赤胸滿而煩也耳目為表之裡胸中為裡之表當用小柴胡雙解法或謂熱在上焦因而越之誤吐者有矣或謂釜底抽薪因而奪之誤下者有矣或謂火鬱宜發因而誤汗者有矣少陽主胆胆無出入妄行吐下津液重亡胆虛則心亦虛所生者受病故悸也胆虛則肝亦虛府病及藏故驚也上條汗後而煩因于胃實此未汗而

煩虚風所為上條煩而躁病從胃来此悸而驚病迫心胆上條言不可發汗此言不可吐下互相發明非謂中風可汗而傷寒可吐下也此雖不言脈可知其弦而浮矣不明少陽脈症則不識少陽中風不辨少陽脈狀則不識少陽傷寒也

傷寒三日少陽脈小者欲已也

陽明受病當二三日發少陽受病當三四日發若三日脈大則屬陽明三日弦細則屬少陽小即細也若脈小而無頭痛發熱等証是少陽不受邪此即傷寒三日少陽証不見為不傳也

少陽病欲解時從寅至辰上

寅卯主木少陽始生即少陽主時也主氣旺則邪自解矣辰上者卯之盡辰之始也

太陽與少陽併病脈弦頭項強痛或眩冒時如結胸心下痞鞕者當刺大椎第一間肺俞肝俞慎不可發汗發汗則譫語若譫語不止當刺期門

脈弦屬少陽頭項強痛屬太陽眩冒結胸心下痞則兩陽皆有之証兩陽併病陽氣重可知然是經脈之為青汗吐下之法非少陽所宜若不明刺法不足以言巧督主諸陽刺大椎以泄陽氣肺主氣肝主血肺

肝俞皆主太陽調其氣血則頭項強痛可除脈之弦者可知眩冒可清結胸痞硬等証可不至矣若發汗是犯少陽胆液虛必轉屬胃而詁語此詁語雖因胃實而兩陽之証未罷亦非下法可施也土欲實木當平之必肝氣清而水土治故刺期門而三陽自和

太陽少陽併病心下鞕頭項強而眩者當刺大椎肺俞肝俞慎勿下之

太陽少陽併病而反下之成結胸心下鞕下利不止水漿不下其人心煩

併病無結胸証但陽氣怫鬱于内時時若結胸狀耳

併病在兩陽而反下之如結胸者成眞結胸矣結胸法當下今下利不止水漿不入是陽明之闔病于下太陽之開病于上少陽之樞機無主其人心煩是結胸証具煩躁者死也

柴胡湯證

傷寒五六日中風往來寒熱胸脇苦滿默默不欲飲食心煩喜嘔或胸中煩而不嘔或渴或腹中痛或脇下痞鞕或心下悸小便不利或不渴身有微熱或咳者小柴胡湯主之

此言非傷寒五六日而更中風也言往來寒熱有三義少陽自受寒邪陽氣衰少既不能退寒又不能發熱至五六日鬱熱內發始得與寒氣相爭此往來寒熱之一也若太陽受寒過五六日陽氣始衰餘邪未盡轉屬少陽此往來寒熱之二也風爲陽邪少陽爲

風藏一中于風便往来寒熱不必五六日而始見三
也少陽脈循胸脇邪入其經故苦滿胆氣不舒故黙
黙本邪犯土故不欲飲食相火内熾故心煩邪正相
爭故喜嘔蓋少陽為樞不全主表不全主裡故六証
皆在表裡之間仲景本意重半裡而柴胡所主又在
半表故少陽証必見半表正宜柴胡加減如悉入裡
則柴胡非其任矣故小柴胡稱和解表裡之主方○
寒熱往来病情見于外苦喜不欲病情得于内看喜
苦欲等字非真嘔真滿不能飲食也看往来二字見
有不寒熱時寒熱往来胸脇苦滿是無形之半表心

煩喜嘔默默不欲飲食是無形之半裡或然七証皆偏于裡惟微熱為在表皆屬無形惟心下悸為有形皆風寒通証惟脇下痞硬屬少陽總是氣分為病非有實可據故皆從半表半裡之治法

血弱氣虛腠理開邪氣因入與正氣相搏結於脇下正邪分爭往来寒熱休作有時默默不欲飲食藏府相連其痛必下邪高痛下故使嘔也

此仲景自註柴胡証首五句釋胸脇苦滿之因正邪三句釋往来寒熱之義此下多有闕文故文理不連屬也

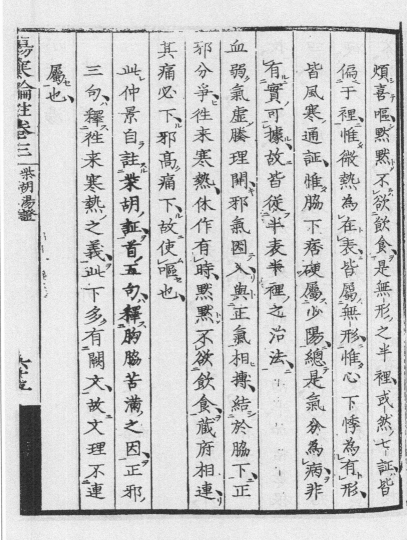

小柴胡湯

柴胡半斤　半夏半升　人參

甘草　黄芩　生姜各三兩

大棗十二枚

以水一斗二升煮取六升去滓再煎取三升温服一升日三服若胸中煩而不嘔者去半夏人參加栝蔞實一枚○若渴者去半夏加人參合前成四兩半加栝蔞根四兩○若腹中痛者去黄芩加芍藥三兩○若脇下痞硬去大棗加牡蠣四兩○若心下悸小便不利者去黄芩加茯苓四兩○若不渴外有微熱者去人參加桂枝

三兩溫服取微汗愈○若欬者去人參大棗生姜加五
味子半升乾姜二兩

柴胡感一陽之氣而生故能直入少陽引清氣上升
而行春令為治寒熱往来之第一品藥少陽表邪不
解必需之

半夏感一陰之氣而生故能開結氣降逆氣除痰飲
為嘔家第一品藥若不嘔而胸煩口渴者去之以其
散水氣也

黄芩外堅内空故能内除煩熱利胸膈逆氣腹中痛
者是少陽相火為害以其苦從火化故易芍藥之酸

以瀉之心下悸小便不利者以苦能補腎故易茯苓
之淡以滲之
人參甘草補中氣和營衛使正勝則邪却內邪不留
外邪勿復入也○仲景於表証不用人參此因有半
裡之無形証故用之以扶元氣使內和而外邪勿入
也身有微熱是表未解不可補心中煩與欬是逆氣
有餘不可益氣故去之如太陽汗後身痛而脉沉遲
下後協熱利而心下硬是太陽之半表半裡証也表
雖不解因汗下後重在裡故參桂兼用
先輩論此湯轉旋在柴芩二味以柴胡清表熱黄芩

清裡熱也盧氏以柴胡半夏得二至之氣而生爲半表半裡之主治俱似有理然本方七味中半夏黄芩俱在可去之例惟不去柴胡甘草當知寒熱往來全賴柴胡解外甘草和中故大柴胡去甘草便另名湯不入加減法

傷寒中風有柴胡症但見一症便是不必悉具

柴胡爲樞機之劑凡寒氣不全在表未全入裡者皆服之症不必悉具故方亦無定品

嘔而發熱者小柴胡湯主之

傷寒則嘔逆中風則乾嘔凡傷寒中風無麻黄桂枝

症但見喜嘔一症則發熱者便可用柴胡湯不必寒熱往来而始用也發熱而嘔則人參當去而桂枝非所宜矣其目赤耳聾胸滿而煩者用柴胡去參夏加栝蔞實之法脈弦細而頭痛發熱者從柴胡去參加桂之法

傷寒五六日頭痛汗出微惡寒手足冷心下滿口不欲食大便鞕脈沉細者此為陽微結必有表復有裏也脈沉亦在裏也汗出為陽微結假令純陰結不得復有外証悉入在裏矣此為半在裏半在表也脈雖沉細不得為少陰病所以然者陰不得有汗今頭汗出故知非少

陰也可與小柴胡湯設不了了者得屎而解
大便硬謂之結脉浮數能食曰陽結沉遲不能食曰
陰結此條俱是少陰脉謂五六日又少陰發病之期
若謂陰不得有汗則少陰亡陽脉緊汗出者有矣然
亡陽與陰結有別亡陽咽痛吐利陰結不能食而大
便反硬也亡陽與陽結亦有別三陰脉不至頭其汗
在身三陽脉盛于頭陽結則汗在頭也邪在陽明陽
盛故能食此謂純陽結邪在少陽陽微故不欲食此
謂陽微結宜屬小柴胡矣然欲與柴胡湯必究其病
在半表而微惡寒亦可屬少陰但頭汗始可屬之少

陽欲反覆講明頭汗之義可與小柴胡而勿疑也上焦得通則心下不滿而欲食津液得下則大便自軟而得便矣此為少陰少陽之疑似證

○右論小柴胡主證

傷寒四五日身熱惡風頭項強脇下滿手足溫而渴者小柴胡湯主之

身熱惡風頭項強桂枝證未罷脇下滿已見柴胡之一證便當用小柴胡去參夏加桂枝栝蔞以兩解之不任桂枝而主柴胡者從樞故也

陽明病發潮熱大便溏小便自可胸脇滿者小柴胡湯

主之。

潮熱已屬陽明，然大便溏而小便自可，未為胃實。胸脇苦滿，便用小柴胡和之，熱邪從少陽而解，不復入陽明矣。上條經四五日，是太陽少陽併病，此是陽明少陽合病。若謂陽明傳入少陽，則謬矣。

陽明病，脇下鞕滿，不大便而嘔，舌上白胎者，可與小柴胡湯。上焦得通，津液得下，胃氣因和，身濈然而汗出解也。

不大便屬陽明，然脇下鞕滿而嘔，尚在少陽部。舌上白胎者，痰飲溢于上焦也。與小柴胡湯，則痰飲化為

津液而燥土和上焦仍得汗出而充身澤毛矣

傷寒嘔多雖有陽明證不可攻之

嘔者水氣在上焦上焦得通津液得下胃氣因和矣

服柴胡湯已渴者屬陽明也以法治之

柴胡湯有芩參甘棗皆生津之品服之反渴者必胃家已實津液不足以和胃也當行白虎承氣等法仍用柴胡加減非其治矣此少陽將轉屬陽明之證

○右論兩經合併證

婦人中風七八日續得寒熱發作有時經水適斷者此為熱入血室其血必結故使如瘧狀發作有時小柴胡

湯主之

中風至七八日寒熱已過復得寒熱發作有期與前之往來寒熱無定期者不侔此不在氣分而在血分矣凡診婦人必問月事經水適斷於寒熱時是不當止而止也必其月事下而血室虛熱氣乘虛而入其餘血之未下者乾結于內故適斷耳故小柴胡和之使結血散則寒熱自除矣餘義詳陽明篇

◎右論熱入血室

傷寒六七日發熱微惡寒肢節煩疼微嘔心下支結外證未去者柴胡桂枝湯主之

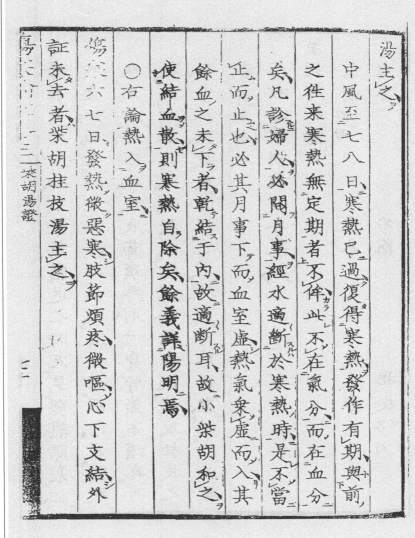

傷寒至六七日正寒熱當退之時反見發熱惡寒證此表証而兼心下支結之裡症表裡未解也然惡寒微則發熱亦微但肢節煩疼則一身骨節不煩疼可知支如木之支即微結之謂也表証微故取桂枝之半內証微故取柴胡之半此因內外俱虛故以此輕劑和解之也

○右論柴胡桂枝各半証

柴胡桂枝湯

柴胡四兩　黃芩　人參

生姜　芍藥　桂枝各兩半

甘草一兩　半夏二合半　大棗六枚

以水七升煮取三升去滓溫服一升

桂芍甘草得桂枝之半柴參芩夏得柴胡之半姜棗得二方之半是二方合半非各半也與麻黃桂枝合半湯又不同

傷寒陽脉濇陰脉弦法當腹中急痛先用小建中湯不差者小柴胡湯主之

前條偏于半表此條偏于半裡詳建中湯證中

本太陽病不解轉入少陽者脇下硬滿乾嘔不能食往來寒熱尚未吐下脉弦細者與小柴胡湯若已吐下發

汗温鍼譫語柴胡症罷此為壞病知犯何逆以法治之少陽為樞太陽外症不解風寒從樞而入少陽矣若見脇下硬滿乾嘔不能食往來寒熱之一便是柴胡証未罷即誤于吐下發汗温鍼尚可用柴胡治之若誤治後不見半表半裡証而發譫語是將轉屬陽明而不轉屬少陽矣柴胡湯不中與之亦不得以譫語即為胃實也知犯何逆治病必求其本也與桂枝不中與同義此太陽壞病而非少陽壞病也

凡柴胡湯症而反下之若柴胡証不罷者復與柴胡湯必蒸蒸而振却發熱汗出而解

此與下後復用桂枝同局因其人不虛故不為壞病

傷寒五六日嘔而發熱者柴胡湯症具而以他藥下之若心下滿而硬痛者此為結胸也大陷胸湯主之但滿而不痛者為痞柴胡不中與之宜半夏瀉心湯

註詳瀉心湯証中此為柴胡壞症故不中與之

得病六七日脈遲浮弱惡風寒手足溫醫二三下之不能食而脇下滿痛面目及身黃頸項強小便難者與柴胡湯後必下重本渴而飲水嘔食穀噦者柴胡不中與也

浮弱為桂枝脈惡風寒為桂枝症然手足溫而身不

熱脉遲為寒為無陽為在藏是表裡虛寒也法當溫中散寒而反二三下之胃陽喪亡不能食矣食穀則噦飲水則嘔虛陽外走故一身面目悉黃肺氣不化故小便難而渴營血不足故頸項強少陽之樞機無主故脇下滿痛此太陽中風誤下之壞病非柴胡症矣柴胡症不欲食非不能食小便不利非小便難脇下痞硬不是滿痛或渴不是不能飲水喜嘔不是飲水而嘔與小柴胡湯後必下利者雖有參甘不禁柴芩栝蔞之寒也此條亦是柴胡疑似症而非柴胡壞症前條似少陰而實少陽此條似少陽而實太陽壞

病得一症相似處大宜著眼

傷寒五六日已發汗而復下之胸脇滿微結小便不利渴而不嘔但頭汗出往来寒熱心煩者此為未解也柴胡桂枝乾姜湯主之初服微煩復服汗出便愈

汗下後而柴胡症仍在者仍用柴胡湯加減此因增微結一証故變其方名耳○此微結與陽微結不同陽微結對純陰結而言是指大便硬病在胃此微結對大結胸而言是指心下痞其病在胸脇與心下痞硬心下文結同義

柴胡桂枝乾姜湯

柴胡半斤　黄芩　桂枝各三兩

栝蔞根四兩　乾薑　牡蠣

甘草各二兩　煎服同前法

此方全是柴胡加減法心煩不嘔而渴故去參夏加栝蔞根胸脇滿而微結故去棗加蠣小便雖不利而心下不悸故不去黄芩不加茯苓雖渴而表未解故不用參而加桂以乾姜易生薑散胸脇之痞結也服煩即微者黄芩栝蔞之効繼服汗出遍身而愈者姜桂之功也小柴胡加減之妙若無定法而實有定局矣

傷寒八九日下之胸滿煩驚小便不利譫語一身盡重不可轉側者柴胡加龍骨牡蠣湯主之

妄下後熱邪內攻煩驚譫語者君主不明而神明內亂也小便不利者火盛而水虧也一身盡重者陽內而陰反外也難以轉側者少陽之樞機不利也此下多亡陰與火逆亡陽不同

柴胡加龍骨牡蠣湯

柴胡四兩　黄芩　人參

生姜　茯苓　鉛丹

桂枝　龍骨　牡蠣各一兩半

大黄二兩　半夏二合半　大棗六枚

水八升煮取四升内大黄更煮一二沸去滓温服一升

此方取柴胡湯之半以除胸満心煩之半裡如鉛丹龍蛎以鎮心驚茯苓以利小便大黄以止譫語桂枝者甘草之誤也身無熱無表症不得用桂枝去甘草則不減和劑矣心煩譫語而不去人參者以驚故也

傷寒十三日下之胸脇満而嘔日晡所發潮熱已而微利此本柴胡症下之而不得利今反利者知醫以丸藥下之非其治也潮熱者實也先宜小柴胡以解外後以柴胡加芒硝湯主之

日晡潮熱已屬陽明而微利可疑利既不因于下藥潮熱嘔逆又不因利而除故知誤不在下而在丸藥也丸藥發作既遲又不能蕩滌腸胃以此知日晡潮熱原因胃實此少陽陽明併病先服小柴胡二升以解少陽之表其一升加芒硝以除陽明之裡不加大黄者以地道原通不用大柴胡者以中氣已虛也後人有加大黄桑螵蛸者大背仲景法矣

太陽病過經十餘日心下温温欲吐而胸中痛大便反溏腹微滿鬱鬱微煩先其時極吐下者與調胃承氣湯若不爾者不可與但欲嘔胸中痛微溏者此非柴胡症

以嘔故知極吐下也
太陽居三陽之表其病過經不解不轉屬陽明則轉少陽矣心煩喜嘔爲柴胡證然柴胡證或胸中煩而不痛或大便微結而不溏或腹中痛而不滿此則胸中痛大便溏腹微滿皆不是柴胡證但以欲嘔一症似柴胡當深究其欲嘔之故矣夫傷寒中風有柴胡證有半表症也故嘔而發熱者主之此病既不關少陽寒熱往來脇下痞硬之半表見太陽過經而來一切皆屬裡症必十日前吐下而誤之壞病也胸中痛者必極吐可知腹微滿便微溏必誤下可知是太陽

轉屬陽明而不屬少陽矣今胃氣雖傷而餘邪未盡
故與調胃承氣和之不用枳朴者以胸中痛上焦傷
即嘔多雖有陽明症不可攻之謂也若未經吐下是
病氣力而不在胃則嘔不止而鬱鬱微煩者當屬之
大柴胡矣
此陽明少陽疑似症前條得壞病之虛此條得壞病
之實
○右論柴胡變症
太陽病過經十餘日反二三下之後四五日柴胡症仍
在者先與小柴胡湯嘔不止心下急鬱鬱微煩者為未

解也與大柴胡湯下之則愈
病從外来者當先治外而後治其内此屢經妄下半
月餘而柴胡症仍在因其人不虚故樞機有主而不
爲壊病與小柴胡和之表症雖除而尚不解以前此
妄下之藥但去腸胃有形之物而未洩胸膈氣分之
結熱也急者滿也但滿而不痛即痞也姜夏以除嘔
柴芩以去煩大棗和裡枳芍舒急而曰下之則愈者
見大柴胡爲下劑非和劑也若與他藥和下之必有
變症急在言外○嘔不止屬有形若欲嘔屬無形
傷寒十餘日熱結在裡復往来寒熱者與大柴胡湯

裡者對表而言不是指胃此熱結氣分不屬有形故
十餘日復能往來寒熱若熱結在胃則蒸蒸發熱不
復知有寒矣往來寒熱故倍生姜佐柴胡以解表結
熱在裡故去參甘之溫補加枳芍以破結

傷寒發熱汗出不解心下痞硬嘔吐而下利者大柴胡
湯主之

汗出不解蒸蒸發熱者是調胃承氣證汗出解後心
下痞硬下利者是生姜瀉心症此心下痞硬協熱而
利表裡不解似桂枝人參證然彼在妄下後而不嘔
則此未經下而嘔則嘔而發熱者小柴胡主之矣

痞硬在心下而不在脇下斯虛實補瀉之所由分也故去芩甘之甘温益氣而加枳芍之酸苦湧泄耳

○右論大柴胡症

大柴胡湯

小柴胡湯去人參甘草加生姜二兩芍藥三兩枳實四枚

餘同小柴胡法

按大柴胡是半表半裡氣分之下藥並不言大便其心下急與心下痞硬是胃口之病而不在胃中結熱在裡非結實在胃且下利則地道已通仲景不用大

黄之意曉然若以下之二字妄加大黄則十棗湯攻之二字加何味乎

大小柴胡俱是兩解表裏而有主和主攻之異和無常體故有加減攻有定局故無去取之法也

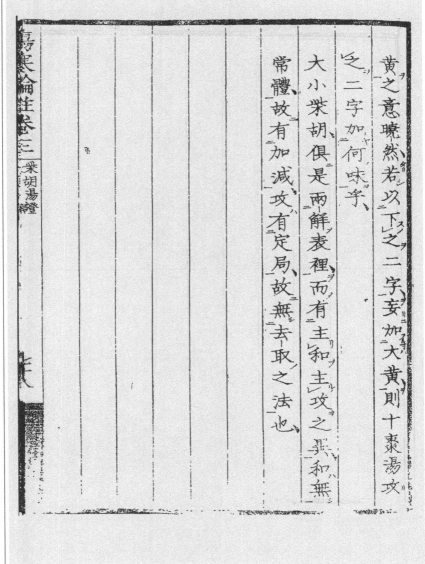

建中湯證

傷寒二三日心中悸而煩者小建中湯主之

傷寒二三日無陽明症是少陽發病之期不見寒熱頭痛胸脇苦滿之表又無腹痛喜嘔或欬或渴之裡但心悸而煩是少陽中樞受寒而木邪挾相火為患相火旺則君火虛離中真火不藏故悸離中真火不足故煩非辛甘以助陽酸苦以維陰則中氣亡矣故制小建中以理少陽佐小柴胡之不及心煩心悸原屬柴胡證而不用柴胡者首揭傷寒不言發熱則無熱而惡寒可知心悸而煩是寒傷神熱傷氣矣二三

日間熱已發裡寒猶在表原見半表半裡證然不往來寒熱則柴胡不中與也心悸當去黄芩心煩不嘔當去參半故君桂枝通心而散寒佐甘草棗飴助脾安悸倍芍藥瀉火除煩佐生姜佐金平木此雖桂枝加飴而倍芍藥不外柴胡加減之法名建中寓發汗于不發之中曰小者以半為解表不全固中也少陽妄汗後胃不和因煩而致躁宜小柴胡清之未發汗心邑虚因悸而致煩宜小建中和之

傷寒陽脈濇陰脈弦法當腹中急痛先用小建中湯不差者小柴胡湯主之

尺寸俱弦少陽受病也今陽脈濇而陰脈弦是寒傷厥陰而不在少陽也寸為陽陽主表陽脈濇者陽氣不舒表寒不解也弦為木邪必挾相火相火不能禦寒必還入厥陰而為患厥陰抵少腹挾胃屬肝絡胆則腹中皆厥陰部也尺為陰尺主裡今陰脈弦為肝脈必當腹中急痛矣肝苦急甘以緩之酸以瀉之辛以散之此小建中為厥陰驅寒發表平肝逐邪之先著也然邪在厥陰腹中必痛原為險症一劑建中未必成功設或不差當更用柴胡令邪走少陽使有出路所謂陰出之陽則愈又以小柴胡佐小建中之不

及也

前條辨証此條辨脈前條是少陽相火犯心而煩其証顯此條是厥陰相火攻腹而痛其証隱若腹痛而非相火不得用芍藥之寒內經暴注脹大皆屬於熱此腹痛用芍藥之義

或問腹痛前以小建中溫之後以小柴胡涼之仲景豈姑試之乎曰非也不差者但未愈非更[illegible]以建中解肌而發表止痛在芍藥繼以柴胡補中而達邪止痛在人參按柴胡加減法腹中痛者去黃芩加芍藥其功倍于建中豈身溫涼之異耶陽脈仍澀故

用人參以助桂枝陰脈仍弦故用柴胡以助芍藥若一服差又何必更用人參之温補柴胡之升降乎仲景有一証用兩方者如用麻黄汗解半日復煩用桂枝更汗同法然皆設法禦病非必然也先麻黄繼桂枝是從外之内法先建中繼柴胡是從内之外法

嘔家不可用建中湯以甘故也

此建中湯禁與酒客不可與桂枝同義心煩喜嘔嘔而發熱柴胡証也胸中有熱腹痛欲嘔黄連湯証也太少合病自利而嘔黄芩湯証也

小建中湯

桂枝去粗皮　生姜各三两　芍藥六两

炙甘草二两　大棗十二枚擘　膠飴一升

水七升煮取三升去滓内膠飴更上微火消解温服一升日三服

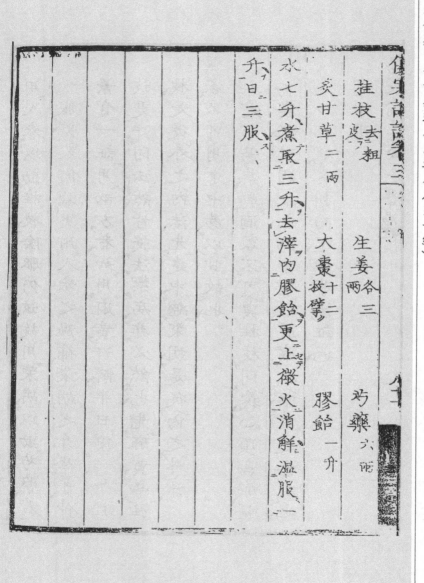

黄連湯証

傷寒胸中有熱胃中有邪氣腹中痛欲嘔吐者黄連湯主之

此熱不發于表而在胸中是未傷寒前所畜之熱也邪氣者即寒氣夫陽受氣于胸中胸中有熱上形頭面故寒邪從脇入胃内經所謂中于脇則下少陽者是也今胃中寒邪阻隔胸中之熱不得降故上炎作嘔胃脘之陽不外散故腹中痛也熱不在表故不發熱寒不在表故不惡寒胸中為裡之表腹中為裡之裡此病在焦府之半表裡非形軀之半表裡也往来

寒熱者此邪由傾入經病在形身之半表裡如五六日而胸脇苦滿心煩喜嘔此傷于寒而傳為熱非素有之熱或腹中痛者是寒邪自胸入腹與此由脇入胸胃不同故君以黃連亦以佐柴胡之不及也

欲嘔而不得嘔腹痛而不下利似乎今人所謂乾霍亂絞腸痧等症

黃連湯

黃連三兩　乾姜三兩　炙甘草二兩

桂枝三兩　人參二兩　半夏半升

水一斗煮取六升去滓温服一升日三夜一服

此亦柴胡加減方也表無熱腹中痛故不用柴芩君黄連以瀉胸中積熱姜桂以驅胃中寒邪佐甘棗以緩腹痛半夏除嘔人參補虛雖無寒熱往來于外而有寒熱相持于中仍不離少陽之治法耳

此與瀉心湯大同而不名瀉心者以胸中素有之熱而非寒熱相結于心下也看其君臣更換處大有分寸

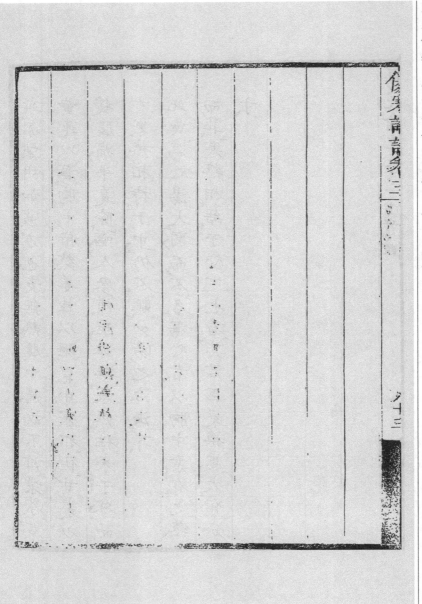

黃芩湯證

太陽與少陽合病、自下利者、與黃芩湯、若嘔者、黃芩加半夏生姜湯主之、

兩陽合病、陽盛陰虛、陽氣下陷入陰中、故自下利、太陽與陽明合病、是邪初入陽明之裡、與葛根湯、辛甘發散以從陽也、又下者舉之之法、太陽與少陽合病、是邪已入少陽之裡、與黃芩湯、酸苦涌泄以為陰也、又通因通用之法、

黃芩湯

黃芩三兩　甘草炙三兩　芍藥三兩

大棗十二枚　水一斗煮取三升去滓溫服一升日再服夜一服○嘔者加半夏半升　生姜三兩

此小柴胡加減方也熱不在半表已入半裡故以黃芩主之雖非胃實亦非胃虛故不須人參補中也

陽明少陽合病必自下利其脈不負者順也負者失也互相尅賊名為負○少陽負趺陽者為順也

兩陽合病必見兩陽之脈陽明脈大少陽脈弦此為順脈若大而不弦負在少陽弦而不大負在陽明是互相尅賊皆不順之候矣然木尅土是少陽為賊邪若少陽負而陽明不負亦負中之順脈

傷寒論註卷三終

傷寒論註目次

傷寒論註卷四

南陽　張機　仲景原文
慈谿　柯琴　韵伯編註
崑山　馬中驊驤北較訂

太陰脉證

太陰之為病、腹滿而吐、食不下、自利益甚、時腹自痛、若下之、必胸下結鞕、

陽明三陽之裡、故提綱屬裡之陽證、太陰三陰之裡、故提綱皆裡之陰證、太陰之上濕氣主之、腹痛吐利、從濕化也、脾為濕土、故傷于濕、脾先受之、然寒濕傷

入入于陰經不能動藏則還于府府者胃也太陰脈布胃中又發于胃胃中寒濕故食不內而吐利交作也太陰脈從足入腹寒氣時上故腹時自痛法宜溫中散寒若以腹滿為實而誤下胃口受寒故胸下結鞕

自利不渴者屬太陰以其藏有寒故也當溫之四逆輩

傷寒四五日腹中痛若轉氣下趨少腹者此欲自利也

上條明自利之因此條言自利之兆四五日是太陰發病之期

傷寒脈浮而緩手足自溫者繫在太陰太陰當發身黃若小便自利者不能發黃至七八日雖暴煩下利日十餘行必自止以脾家實腐穢當去故也

前條是太陰寒濕脈當沉細此條是太陰濕熱故脈浮緩首揭傷寒知有惡寒證浮而緩是桂枝脈然不發熱而手足溫是太陰傷寒非太陽中風亦陪對不發熱言耳非太陰傷寒必手足溫也夫病在三陽尚有手足冷者何況太陰陶氏分太陰手足溫少陰手足寒厥陰手足厥冷是大背太陰四肢煩疼少陰一身手足盡熱之義第可言手足為諸陽之本尚

自温不可謂脾主四肢故當温也凡傷寒則病熱太陰為陰中之陰陰寒相合故不發熱太陰主肌肉寒濕傷于肌肉而不得越于皮膚故身當發黄若水道通調則濕氣下輸膀胱便不發黄矣然寒濕之傷于表者因小便而出濕熱之蓄于内者必從大便而出也發于陰者六日愈至七八日陽氣來復因而暴煩下利雖日十餘行不須治之以脾家積穢臭塞于中盡自止矣手足自温是表陽猶在暴煩是裡陽陡發此陰中有陽與前藏寒不同能使小便利則利自止不須温亦不須下也

傷寒下利日十餘行脈反實者死

脾氣虚而邪氣盛故脈反實也

太陰病脈弱其人續自便利設當行大黃芍藥者宜減之以其胃氣弱易動故也

太陰脈本弱胃弱則脾病此内因也若因于外感其脈或但浮或浮緩是陰病見陽脈矣下利為太陰本証自利因脾實者腐穢盡則愈自利因藏寒者四逆輩温之則愈若自利因太陽誤下者則腹滿時痛當加芍藥而大實痛者當加大黃矣此下後脈弱胃氣亦弱矣小其制而與之動其易動合乎通因通用之

法

大黄瀉胃是陽明血分下藥芍藥瀉脾是太陰氣分下藥下利腹痛熱邪為患宜芍藥下之下利腹痛為陰寒者非芍藥所宜矣仲景于此芍藥與大黄並提勿草草看過

惡寒脈微而復利亡血也四逆加人參湯主之

方註見四逆湯註中

○右論太陰傷寒脈証

太陰病脈浮者可發汗宜桂枝湯

太陰主裡故提綱皆屬裡証然太陰主開不全主裡

也。脈浮者，病在表，可發汗，太陰亦然也。尺寸俱浮者，太陰受病也。沉為在裏，當見腹痛吐利等証；此浮為在表，當見四肢煩疼等証。裏有寒邪，當溫之，宜四逆輩；表有風熱，可發汗，宜桂枝湯。太陽脈沉者，因于寒，寒為陰邪，沉為陰脈也；太陰脈浮者，因乎風，風為陽邪，浮為陽脈也。謂脈在三陰則俱沉，陰經不當發汗者，非也。但浮脈是麻黄脈，沉脈不是桂枝証，而反用桂枝湯者，以太陰是裏之表証，桂枝是表之裏藥也。

太陰中風，四肢煩疼，陽微陰濇而長者，為欲愈。

風為陽邪，四肢為諸陽之本，脾主四肢，陰氣衰少則

兩陽相搏，故煩疼。脉濇與長，不是並見，濇本病脉，濇

而轉長，病始愈耳。風脉本浮，今而微，知風邪當去。濇

則少氣，少血，今而長，則氣治，故愈。

四肢煩疼，是中風未愈前之証。微濇而長，是中風將愈

之脉。宜作兩截看。

太陽以惡風惡寒別風寒，陽明以能食不能食別風

寒，太陰以四肢煩温別風寒，是最宜著眼。少陽為半

表半裡，又屬風藏，故傷寒中風互稱。少陰厥陰則但

有欲愈脉，無未愈証，惜哉。

○右論太陰中風脈証

太陰病欲解時從亥至丑上

經曰夜半後而陰隆為重陰又曰合夜至雞鳴天之陰陰中之陰也脾為陰中之至陰故主亥子丑時

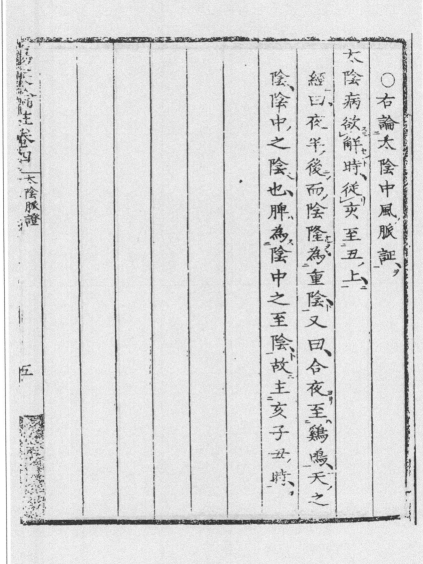

三白散證

寒實結胸無熱証者與三白小陷胸湯為散亦可服

太陽表熱未除而反下之熱邪與寒水相結成熱實結胸太陰腹滿時痛而反下之寒邪與寒藥相結成寒實結胸無熱証者不四肢煩疼者也名曰三白者三物皆白別于黃連小陷胸也舊本誤作三物以黃連栝蔞投之陰盛則亡矣又誤作白散是二方矣黃連巴豆寒熱天淵云亦可服豈不誤人且妄編于太陽篇中水潠証後而方後又以身熱皮粟一段雜之使人難解今移太陰胸下結鞕之後其証其方若合

符節

三物白散

桔梗　貝母各二戔　巴豆一分，去皮，熬黑，研如脂

右二味為散，內巴豆，更于臼中杵之，以白飲和服，強人半錢匕，羸者減之。

貝母主療心胸鬱結，桔梗能開提血氣，利膈寬胸，然非巴豆之辛熱斬關而入，何以勝硝黃之苦寒，使陰氣流行而成陽也。白飲和服者，甘以緩之，取其留戀于胸，不使速下耳。散者散其結塞，比湯以蕩之更精。

病在膈上者必吐，在膈下者必利。

本証原是吐利，因胸下結鞕，故不能通，因其勢而利導之，是則結鞕自除矣。

不利進熱粥一杯，利過不止進冷粥一杯。

東垣云：淡粥為陰中之陽，所以利小便，今人服大黄後用粥止利，即此遺意耳。

傷寒[illegible]論卷四　弌

少陰脈證

少陰之為病、脈微細、但欲寐也、

三陽以少陽為樞、三陰以少陰為樞、弦為木象、浮而弦細者、陽之少也、微為水象、沈而微細者、陰之少也、衛氣行陽則寤、行陰則寐、日行二十五度、常從足少陰之間、分行藏府、今少陰病則入陰分多、故欲寐、欲寐是病人意中、非實能寐也、少陽提綱、各臻其妙、

少陰病、欲吐不吐、心煩但欲寐、五六日自利而渴者、屬少陰也、虛故引水自救、若小便色白者、以下焦虛有寒、不能制水故也、

欲吐而不得吐者樞病而開闔不利也與喜嘔同少陽脈下胸中故胸煩是病在表之裡也少陰經出絡心故心煩是病在裡之裡也欲吐不得吐欲寐不得寐少陰樞機之象也五六日正少陰發病之期太陰從濕化故自利不渴少陰從火化故自利而渴少陰主下焦輸津液司開闔者也下焦虛則坎中之陽引水上交于離而未能故心煩而渴關門不閉故自利不能制火由于不能制水故耳然必驗小便者以少陰主水熱則黃赤寒則清白也不于此詳察之則心煩而渴但治上焦之實熱而不顧下焦之虛寒則熱

病未除下利不止矣

少陰病脈沉細數病為在裡不可發汗

前條詳証後條詳脈脈浮為在表然亦有裡証如脈浮而大心下反鞕有熱屬藏者是矣沉為在裡然亦有表証如少陰病反發熱者是矣少陰脈沉者當温然數則為熱又不可温而數為在藏是為在裡更不可汗可不審之精而辨之確乎

少陰病脈微不可發汗亡陽故也陽已虛尺中弱濇者復不可下之

少陰之不可汗下與少陽同因反發熱故用麻黄微

汗因裡熱甚故用承氣急下此病反其本故治亦反其本微為無陽濇為少血汗之亡陽下之亡陰陽虛者既不可汗即不可下玩復字可知其尺脈弱濇者復不可下亦不可汗也若謂無陽是陰邪而下之其誤人甚矣

病人脈陰陽俱緊反汗出者亡陽也此屬少陰法當咽痛而復吐利

太少陰陽各異或脈同証殊或脈証相同從脈從証之時大抵詳審脈沉發熱為太陽少陰相似証前輩言之矣陰陽俱緊為太陽少陰相似脈尚未有知之

者緊脈爲寒當屬少陰然發于陰不當有汗反汗出者陰極似陽也蓋太陽主[illegible]能作汗故發熱而反無汗少陰主裡陰虛生內熱故身無熱而汗反出亡陽者虛陽不歸其邪皆由少陰不藏所致故上焦從火化而咽痛嘔吐下焦從陰虛而下利不止也宜八味腎氣丸主之

脈陰陽俱緊者口中氣出唇口燥乾鼻中涕出倦卧足冷舌上胎滑勿妄治也到七日以來其人微發熱手足温者此爲欲解或到八日已上反大發熱者此爲難治設使惡寒者必欲嘔也腹內痛者必欲利也

然是出處經文與此上下文符合王氏集脉法中以
無少陰[illegible]等也少陰脉絡肺肺主鼻故鼻中涕出少
陰脉絡舌本故舌上胎滑少陰大絡注諸絡以温足
脛故足冷諸證全似亡陽而不名亡陽者外不汗出
内不吐涎沫口中氣出唇口燥乾鼻中涕[illegible]
熱陰陽脉緊舌上胎滑踡卧足冷又是内寒此少陰
爲樞故見寒熱相持病雖發于陰而口舌唇鼻之半
表裡恰與少陽口咽目之半表裡相應也治之者與
少陽不同當神而明之汗吐下温清補之法勿妄用
也與其用之不當寧靜以待之若至七日一陽来復

微發熱手足温是陰得陽則解也陰陽自和緊脈自去矣若微熱不解八日以上反大熱此為晩發恐畜熱有餘或發癰膿或便腸血為難治耳若七日來設使其人不能發熱以陰陽俱緊之脈反加惡寒是寒甚于表上焦應之必欲嘔矣如反加腹痛是寒甚于裡中焦受之必欲利矣

脈陰陽俱緊至于吐利其脈獨不解緊去人安此為欲解

陰陽俱緊至于吐利緊脈不去此亡陽也緊去則吐利自止其人可安此據脈辨證法

少陰病脈緊至七八日自下利脈暴微手足反溫脈緊反去者為欲解也雖煩下利必自愈

前條是亡陽脈証此條是回陽脈證前條是反叛之反此條是反正之反玩反溫前此已冷可知微本少陰脈煩利本少陰証至七八日陰盡陽復之時緊去微見所謂穀氣之來也徐而和矣煩則陽已反于中宮溫則陽已敷于四末陰平陽秘故煩利自止

少陰中風脈陽微陰浮者為欲愈

陽微者復少陰之本體陰浮者知坎中之陽回微則不緊浮則不沉即暴微而緊反去之謂也邪從外來

者仍自內而出故愈

少陰病欲解時從子至寅上

天以一生水而開于子故少陰主于子

少陰病若利自止惡寒而踡臥手足溫者可治

少陰病惡寒身踡而利手足逆冷者不治

傷寒以陽爲主不特陰證見陽脈者生又陰病見陽證者可治背爲陽腹爲陰陽盛則作痓陰盛則[illegible]若利而手仍溫是陽回故可治若利不止而手足逆冷是純陰無陽所謂六府氣絕于外者手足寒五藏氣絕于內者下利不禁矣

少陰病惡寒而踡時自煩欲去衣被者可治

少陰病四逆惡寒而踡脈不至不煩而躁者死

陽盛則煩陰極則躁煩屬氣躁屬形煩發于内躁見于外形從氣動也時自煩是陽漸回不煩而躁是氣已先亡惟形獨存耳

少陰病吐利手足不逆冷反發熱者不死脈不至者灸少陰七壯

少陰病吐利煩躁四逆者死

上吐下利胃脘之陽將脱手足不逆冷諸陽之本猶在反發熱衛外之陽尚存急灸少陰則脈可復而吐

利可止也若吐利而兼煩躁四肢俱冷純陰無陽不可復生矣

少陰動脈在太谿取川流不息之義也其穴在足内踝從跟骨上動脈陷中主手足厥冷寒至節是少陰之原此脈絶則死伏留在足内踝骨上二寸動脈陷中灸之能還大脈是少陰之經

少陰病脈微濇嘔而汗出大便數而少者宜温其上灸之

少陰病脈沉微細但欲卧汗出不煩自欲吐至五六日自利復煩躁不得卧寐者死

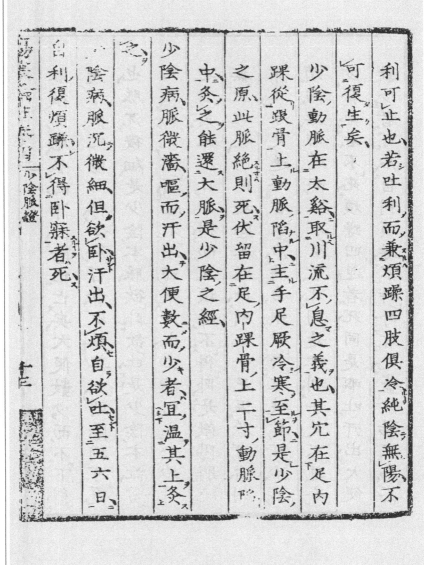

脈微而嗇嘔而汗出陽已亡矣大便數少而不下利是下焦之陽尚存急灸百會以温其上則陽猶可復也脈沉微細是少陰本脈欲臥欲吐是少陰本証當心煩而反不煩心不煩而反汗出亡陽已兆于始得之日矣五六日自利而反煩躁不得臥是微陽將絶無生理矣○同是惡寒踡臥利止手足温者可治利不止手足逆冷者不治時自煩欲去衣被者可治不煩而躁四逆而脈不至者死同是吐利手足不逆冷反發熱者不死煩躁四逆者死同是嘔吐汗出大便數少者可治自利煩躁不得臥者死蓋陰陽互為其

根陰中有陽則生無陽則死獨陰不生故也是以六經以少陰為樞

少陰病下利止而頭眩時時自冒者死

冒家自汗則愈今頭眩而時時自冒清陽之氣已脫此非陽回而利止是水穀已竭無物更行也

少陰病六七日息高者死

氣息者乃腎間動氣藏府之本經脈之根呼吸之蒂三焦生氣之原也息高者但出心與肺不能入肝與腎生氣已絕于內也六經中獨少陰歷言死証他經無死証甚者但曰難治耳知少陰病是生死關

病六七日手足三部脈皆至大煩而口噤不能言其人躁擾者必欲解也若脈和其人大煩目重瞼內際黃者此欲解也

脈者資始于腎朝會于肺腎氣絕則脈不至三部手足皆至是脈道已通有根有本非暴出可知大煩躁擾者是陰出之陽非陰極而發也口噤不能言因脈氣初復營血未調脾濇不運故也若所致之脈和調雖大煩不解亦不足慮再視其人之目重瞼內際此屬于脾若色黃而不雜他臟之色是至陰未虛雖口噤亦不足慮矣此以脾為五臟之母又水位之下土

氣承レ之也

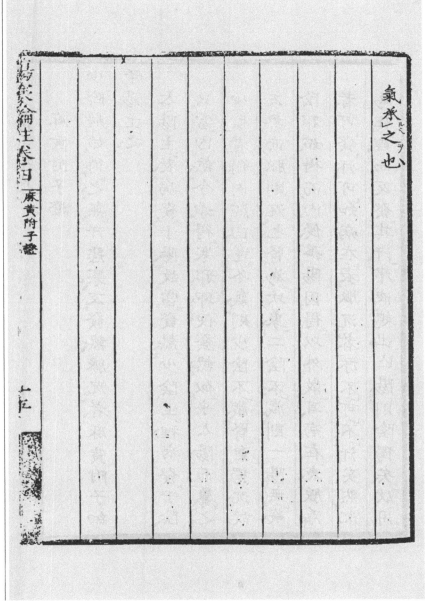

麻黃附子證

少陰病始得之無汗惡寒反發熱脈沉者麻黃附子細辛湯主之

太陽主表病發于陽故當發熱少陰主裡病發于陰只當內熱今始得寒邪即便發熱似乎太陽而屬之少陰者何內經曰逆冬氣則少陰不藏腎氣獨沉故反熱而脈則沉也腎為坎象二陰不藏則一陽無蔽陰邪始得而內侵孤陽因得以外散耳病在表脈浮者可發汗可知病在表脈沉者亦不可不汗矣然沉為在裡而反發其汗津液越出亾陽則陰獨矣故用

麻黃開腠理，細辛散浮熱，而無附子固元陽，則熱去寒起，亡可立待也。其人不知養藏之道，逆冬氣而傷腎，故有此證。能不擾乎陽，無洩皮膚，去寒就溫，詎有此患哉。本條當有無汗惡寒證。

少陰病，始得之二三日，麻黃附子甘草湯微發汗。以二三日無裡證，故微發汗也。

言無裡證，則有表證可知。以甘草易細辛，故曰微發汗。要知此條是微惡寒微發熱，故微發汗也。皮部論云：少陰之陰，其入于經也，從陽部注于經；其出者，從陰內注于骨。此證與附子湯證，皆是少陰表證。發熱脈沉無裡証者從陽部注于經也身體骨節痛手足寒背惡寒脈沉者從陰內注于骨也從陽注經故用麻黃細辛從陰注骨故用參苓朮芍口中和樞無熱皆可用附子

麻黃附子細辛湯

麻黃　細辛各二兩　附子一枚炮去皮

水一斗先煮麻黃減二升去沫納諸藥煮取三升去滓溫服一升日三服

麻黃附子甘草湯

前方去細辛加甘草二兩水七升同煎法亦見微發

汗之意。

少陰病八九日、一身手足盡熱者、以熱在膀胱、必便血也、

此備病傳府、陰乘陽也、氣病而傷血、陽乘陰也、亦見少陰中樞之象、發于陰者六日愈、到七日其人微發熱、手足溫者、此陰出之陽則愈也、到八日以上反大發熱者、腎移熱于膀胱、膀胱熱則太陽經皆熱、太陽主一身之表、為諸陽主氣、手足者諸陽之本、故一身手足盡熱、太陽經多血、血得熱則行、陽病者上行極而下、故尿血也、此裏傳表證、是自陰轉陽則易解、故

身熱雖甚不死、輕則猪苓湯、重則黄連阿膠湯可治、
與太陽熱結膀胱血自下者証同、而來因則異、
少陰傳陽證者有二、六七日、腹脹不大便者、是傳陽
明、八九日、一身手足盡熱者、是傳太陽、
下利便膿血、指大便言、熱在膀胱而便血、是指小便
言、
少陰病、欬而下利、譫語者、被火氣劫故也、小便必難、以
強責少陰汗也、
上欬下利、津液喪亡、而詀語、非轉屬陽明、腎主五液、
入心爲汗、少陰受病、液不上升、所以陰不得有汗也、

少陰發熱不得已用麻黃發汗即用附子以固裡豈可以火氣刼之而強發汗也少陰脈入肺出絡心肺主聲心主言火氣迫心肺故欬而譫語也腎主二便治下焦濟泌別汁滲入膀胱今少陰受邪復受火侮樞機無主大腸清濁不分膀胱水道不利故下利而小便難也小便利者其人可治此陰虛故小便難

少陰病但厥無汗而強發之必動其血未知從何道出或從口鼻或從目出是名下厥上竭為難治

陽氣不達于四肢故厥厥為無陽不能作汗而強發之血之與汗異名同類不奪其汗必動其血矣上條

火劫發汗上傷心肺下竭膀胱猶在氣分其害尚輕峻劑發汗傷經動血若陰絡傷而下行猶或可救若陽絡傷而上溢不可復生矣妄汗之害如此

附子湯證

少陰病，身體痛，手足寒，骨節痛，脉沉者，附子湯主之。

少陰病，得之一二日，口中和，其背惡寒者，當灸之，附子湯主之。

少陰主水，於象為坎，一陽居其中，故多熱症，是水中有火，陰中有陽也。此純陰無陽，陰寒切膚，故身疼四肢不得稟陽氣，故手足寒。寒邪自經入藏，藏氣實而不能入，則從陰內注于骨，故骨節疼。此身疼骨痛，雖與麻黃症同，而陰陽寒熱彼此判然。脉沉者，少陰不藏腎氣，獨沉也。口中兼咽與舌言，少陰之脉，循喉嚨渋舌本故少陰有口乾舌燥咽痛等証此云和者不燥乾而渇火化衰于息矣人之生也負陰而抱陽故五藏之俞皆係于背背惡寒者俞氣化薄陰寒得以乘之也此陽氣凝聚而成陰必灸其背俞使陰氣流行而為陽急温以附子湯壯火之陽而陰自和矣

附子湯

附子二枚炮　白朮四兩　人參二兩

芍藥　茯苓各三兩

水八升煮取三升去滓温服一升日三服

此傷寒温補第一方也與真武湯似同而實異倍朮

附去姜加参是温補以壯元陽真武湯還是温散而利胃水也

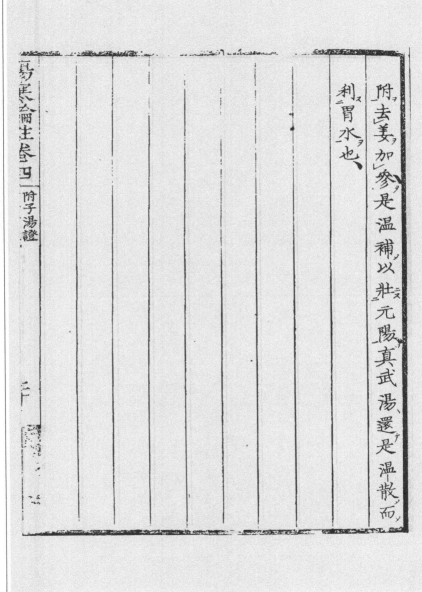

傷寒論讀　四

真武湯證

少陰病二三日不已至四五日腹痛小便不利四肢沉重疼痛自下利者此為有水氣其人或欬或小便利或下利或嘔者真武湯主之

為有水氣是立真武湯本意小便不利是病根腹痛下利四肢沉重疼痛皆水氣為患因小便不利所致然小便不利實由坎中之無陽坎中火用不宣故腎家水體失職是下焦虛寒不能制水故也法當壯元陽以消陰翳逐留垢以清水因立此湯末句語意直接有水氣來後三項是真武加減証不是主証若雖

制水氣而不屬少陰不得以真武主之也

真武湯

茯苓　芍藥　生姜各三兩

白朮二兩　附子一枚炮

以水八升煮取三升溫服七合日三服○欬者加五味半

升細辛一兩○小便利而下利者去芍藥茯苓加乾姜

一兩○嘔者去附子加生姜足前成半斤

真武北方水神也坎為水而一陽居其中柔中之剛

故名真武是陽根于陰靜為動本之義蓋水體本靜

動而不息者火之用也火失其位則水逆行蓋消子

之辛溫以奠陰中之陽佐芍藥之酸寒以收炎上之用茯苓淡滲以正潤下之體白朮甘苦以制水邪之溢陰平陽秘少陰之樞機有主開闔得宜小便自利腹痛下利自止矣生姜者用以散四肢之水氣與皮膚之浮熱也

欬者是水氣射肺所致加五味子之酸溫佐芍藥以收腎中水氣細辛之辛溫佐生姜以散肺中水氣○小便自利而下利者胃中無陽則腹痛不屬相火四肢困于脾濕故去芍藥之酸寒加乾姜之辛熱即茯苓之甘平亦去之此為溫中之劑而非利水之劑也

○嘔者是水氣在中故中焦不治四肢不利者不治
少陰由于太陰濕化不宣也與水氣射肺不同法不
須附子之溫腎倍加生薑以散邪此和中之劑而非
下焦之藥矣
附子芍藥茯苓白朮皆真武所重若去一即非真武
湯
太陽病發汗汗出不解其人仍發熱心下悸頭眩身瞤
動振振欲擗地者真武湯主之
腎液入心而為汗汗出不能徧身故不解所以然者
太陽陽微不能衛外而為固少陰陰虛不能藏精而

起亟也仍發熱而心下悸坎陽外亡而腎水凌心耳頭眩身瞤因心下悸所致振振欲擗地形容身瞤動之狀凡水從火發腎火上炎水邪因得上侵若腎火歸原水氣自然下降外熱因之亦解此條用真武者全在降火利水重在發熱而心下悸並不在頭眩身瞤故也如傷寒厥而心下悸宜先治水亦重在悸不重在厥但彼本于太陽寒水內侵故用桂枝此則少陰邪水泛溢故用附子仲景此方為少陰治水而設附會三綱之說者本為誤服青龍而設不知服大青龍而厥逆筋惕肉瞤是胃陽外亡輕則甘草乾姜湯

重則建中理中輩無暇治腎即欲治腎尚有附子湯之大温補而乃用真武耶要知小便自利心下不悸便非真武湯証

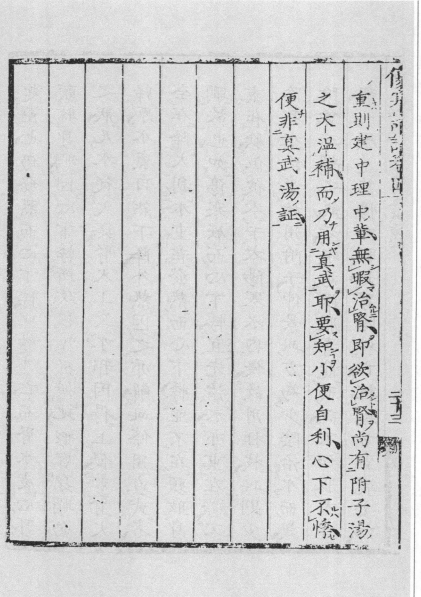

桃花湯證

少陰病二三日至四五日腹痛小便不利下利不止便膿血者桃花湯主之

本證與真武大同彼以四肢沉重疼痛是為有水氣此便膿血是為有火氣矣蓋不清火反用溫補蓋治下焦水氣與心下水氣不同法下焦便膿血與心下痛心中煩亦應異治也心為離火而真水居其中法當隨其勢之潤下故用苦寒以泄之坎為水而真火居其中法當從其性之炎上故用苦溫以發之火鬱于下則剋庚金火炎于上則生戊土五行之理將來

者進已往者退土得其令則火退位矣水歸其職腎
痛自除膿血自清小便自利矣故制此方不清火不
利水一惟培土又全賴乾姜轉旋而石脂秔米得收
平成之續也名桃花者取春和之義非徒以色言耳

桃花湯

赤石脂一斤一半全用一半篩末用　乾姜一兩　秔米一升

石脂性濇以固脫色赤以和血味甘而酸甘以補元
氣酸以收逆氣辛以散邪氣故以為君半為塊而半
為散使濇中清者歸心而入營濁中濁者入腸而止
小火曰炎上又火空則發得石脂以濇腸可以遂其

炎上之性矣炎上作苦佐乾姜之苦溫以從火化火鬱則發之也火亢則不生土臣以秔米之甘使大有所生遂成有用之火土中火用得宣則水中火體得位下陷者上達妄行歸原火自升而水自降矣

少陰病腹痛下利是坎中陽虛故真武有附子桃花用乾姜不可以小便不利作熱治真武是引火歸原法桃花是升陽散火法

坎陽有餘能出形軀之表而發熱麻黃附子湯是矣坎陽不虛尚能發熱于軀內之上焦如口燥舌乾咽痛心煩胸滿心痛等證是矣坎陽不足不能發熱于

腰以上之陽僅發熱于腰以下之陰如小便不利下利便膿血者是矣此為伏陽屈伏之火與升陽之火不同

少陰病便膿血者可刺

便膿血亦是熱入血室所致刺期門以瀉之病在少陰而刺厥陰實則瀉其子也

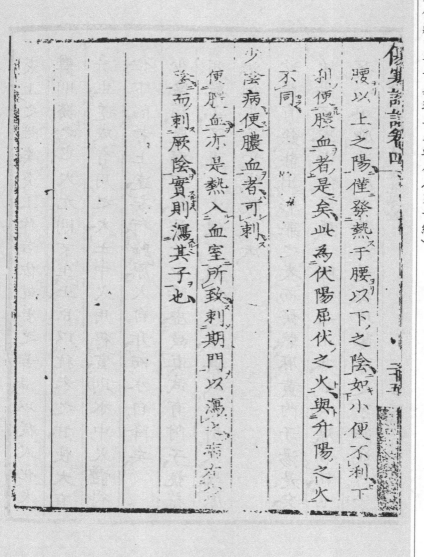

四逆湯證

脈浮而遲表熱裡寒下利清穀者四逆湯主之

脈浮為在表遲為在藏浮中見遲是浮為表虛遲為藏寒未經妄下而利清穀是表為虛熱裡有真寒矣仲景凡治虛證以裡為重協熱下利脈微弱者便用人參汗後身疼脈沉遲者便加人參此脈遲而利清穀且不煩不欬中氣大虛元氣已脫但溫不補何以救逆乎觀茯苓四逆之煩躁且以人參況通脈四逆豈得無參是必因本方之脫落而成之耳

此是傷寒證然脈浮表熱亦是病發于陽世所云漏

底傷寒也必其人胃氣本虛寒邪得以直入脾胃不犯太少二陽故無口苦咽乾頭眩項強痛之表證然全賴此表熱尚可救其裡寒

下利清穀不可攻表汗出必脹滿

裡氣大虛不能藏精而為陽之守夲表陽之尚存得以衛外而為固攻之更虛其表汗生于穀汗出陽亡藏寒而生滿病也

下利腹脹滿身體疼痛先溫其裡

傷寒下之後續得下利清穀不止身疼痛者急當救裡宜四逆湯

下利是裏寒身痛是表寒表宜温散裏宜温補先救裏者治其本也

病發熱頭疼脈反沉若不差身體疼痛當救其裏宜四逆湯

此太陽麻黃湯證病爲在表脈當浮而反沉此爲逆也若汗之不差即身體疼痛不罷當憑其脈之沉而爲在裏矣陽證見陰脈是陽消陰長之兆也熱雖發于表爲虛陽寒反據于裏是真陰矣必有裏證伏而未見藉其表陽之尚存乘其陰之未發迎而奪之庶無吐利厥逆之患裏和而表自解矣

邪之所湊其氣必虛故脈有餘而証不足則從証証有餘而脈不足則從脈有餘可假而不足為真此仲景心法

大汗若大下利而厥冷者四逆湯主之

大汗則亡陽大下則亡陰陰陽俱虛故厥冷但利非清穀急温之陽回而生可望也

大汗出熱不去內拘急四肢疼又下利厥逆而惡寒者四逆湯主之

治之失宜雖大汗出而熱不去惡寒不止表未除也內拘急而下利裡寒已發四肢疼而厥冷表寒又見

矣可知表熱裡寒者即表寒亡陽者矣
嘔而脈弱小便復利身有微熱見厥者難治四逆湯主之

嘔而發熱者小柴胡證此脈弱而微熱非相火明矣內無熱故小便利表寒虛故見厥是膈上有寒飲故嘔也傷寒以陽為主陽消陰長故難治

既吐且利小便復利而大汗出下利清穀內寒外熱脈微欲絕者四逆湯主之

吐利交作中氣大虛完穀不化脈微欲絕氣血喪亡矣小便復利而大汗出是門戶不要玄府不閉矣所

牽身熱未去手足不厥則衛外之陽諸陽之本猶在脈尚未絶有一線之生機急救其裡正勝而邪可却也

吐利汗出發熱惡寒四肢拘急手足厥冷者四逆湯主之

此吐利非清穀汗出不大而脈不微弱頼此發熱之表陽恥以四逆而温裡尚有可生之望

自利不渴者屬太陰以其藏有寒故也當温之宜四逆輩

少陰病脈沉者急温之宜四逆湯

膈上有寒飲者當温之宜四逆湯
惡寒脉微而復利利止亡血也四逆加人參湯主之
利雖止而惡寒未罷仍宜四逆以其脉微爲無血當
仍加人參以通之也
○右論四逆脉證
少陰病下利清穀裡寒外熱手足厥逆脉微欲絶身反
不惡寒其人面色赤或腹痛或乾嘔或咽痛或利止脉
不出者通脉四逆湯主之
此寒熱相半證下利清穀陰盛于裡也手足厥逆寒
盛于外也身不惡寒面赤陽欝在表也咽痛利止陽

回于内也腹痛乾嘔寒熱交爭也溫裡通脈乃扶陽之法脈為司命脈出則從陽而生厥逆則從陰而死

下利清穀裡寒外熱汗出而厥者通脈四逆湯主之下利脈沉而遲其人面少赤身有微熱下利清穀者必鬱冒汗出而解病人必微厥所以然者其面戴陽下虛故也

此比上條脈證皆輕故能自作鬱冒汗出而解面赤為戴陽陽在上也因其戴陽故鬱冒而汗出因其下虛故下利清穀而厥逆熱微厥亦微故面亦少赤此陰陽相等寒熱自和故易愈

吐已下斷汗出而厥四肢拘急不解脉微欲絶者通脉
四逆加豬胆汁湯主之
此必有陰盛格陽之証故加胆汁為反佐閲白通証
可知
吐利止而脉平小煩者以新虛不勝穀氣故也
四逆湯
甘草炙二兩　乾姜一兩半　附子一枚生用破八片
右三味以水三升煮取一升二合去滓分温再服強人
可大附子一枚乾姜三兩
通脉四逆湯

甘草二兩炙　附子大者一枚生用去皮破八片　乾姜三兩強人可四兩

右三味以水三升煮取一升二合去滓分温再服其脈即出者愈面色赤者加葱九莖○腹中痛者去葱加芍藥二兩○嘔者加生姜二兩○咽痛去芍藥加桔梗一兩○利止脈不出者去桔梗加人參二兩○病皆與方相應者乃服之

傷寒六七日大下後寸脈沉而遲手足厥冷下部脈不至咽喉不利吐膿血泄利不止者為難治

寸脈沉遲氣口脈平矣下部脈不至根本已絕矣六府氣絕於外者手足寒五藏氣絕於內者利下不禁

咽喉不利水穀之道絕矣汁液不化而成膿血下濡而上逆此為下厥上竭陰陽離決之候生氣將絕於內也舊本有麻黃升麻湯其方味數多而分兩輕重汗散而畏溫補乃後世粗工之伎必非仲景方也此証此脈急用參附以回陽尚恐不救以治陽寔之品治亡陽之証是操戈下石矣敢望其汗出而愈哉絕汗出而死是為可必仍附其方以俟識者

麻黃升麻湯

麻黃二兩半去節　升麻一兩一分　當歸一兩一分

黃芩　萎蕤各六銖　芍藥

知母十八銖　天冬去心　桂枝去皮

茯苓　甘草炙　石膏碎綿裹

白朮　乾姜各六銖

右十四味以水一斗先煮麻黄一二沸去上沫內諸藥

煮取三升去滓分溫三服相去如炊三斗米頃令盡汗

出愈

四逆湯證下

手足厥冷脈細欲絶者當歸四逆湯主之

上篇論外熱内寒兼吐利嘔逆煩躁等證此篇但論厥陰脈證雖無外衛之微陽亦未見内寒諸驗證也

當歸四逆湯

當歸　桂枝　芍藥

細辛各三兩　甘草炙　通草各二兩

大棗二十五枚擘一法十二枚

右七味以水八升煮取三升去滓温服一升日三服

此條證為在裏當是四逆本方加當歸如茯苓四逆

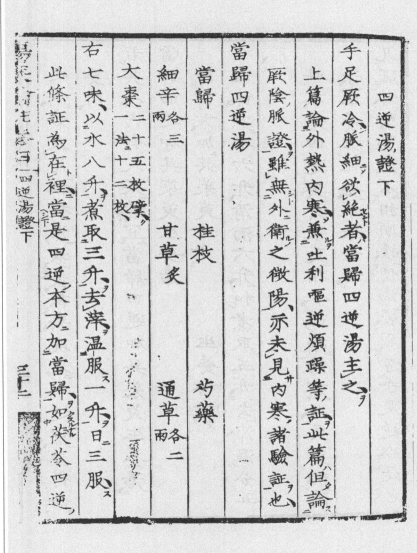

之例、若反用桂枝湯攻表誤矣。既名四逆湯、豈得無

姜附、

若其人内有久寒者、宜當歸四逆加吳茱萸生姜湯、

當歸四逆加吳茱萸生姜湯

即前方加吳茱萸一升、　生姜半斤切片

右九味、以水六升、清酒六升和煮、取五升、去滓、溫分五服。

此本是四逆與吳茱萸相合、而為偶方也。吳萸配附子、生姜佐乾姜、久寒始去。

凡厥者、陰陽氣不相順接、便為厥。厥者手足逆冷是也。

手足六經之脈皆自陰傳陽自陽傳陰陰氣勝則陽不達于四肢故為寒厥

諸四逆厥者不可下之虚家亦然

熱厥者有可下之理寒厥為虚則宜温補

傷寒五六日不結胸腹濡脈虚復厥者不可下此為亡血下之死

其脈空虚此無血也

病者手足厥冷言我不結胸小腹滿按之痛者此冷結在膀胱關元也

關元在臍下三寸小腸之募三陰任脈之會宜灸之

按此二條、當知結胸証有熱厥者、

傷寒脈促、手足厥者、可灸之、

促為陽脈、亦有陽虛而促者、亦有陰盛而促者、要知促與結、皆代之互文、皆是虛脈、火氣雖微、內攻有力、故灸之、

傷寒六七日、脈微手足厥冷煩躁、灸厥陰、厥不還者死、

厥陰肝脈也、應春生之氣、故灸其五俞、而陽可回也、

○右論厥陰脈證、

發汗若下之、病仍不解煩躁者、茯苓四逆湯主之、

未經汗下、而煩躁、為陽盛、汗下後而煩躁、是陽虛矣、

汗多既亡陽，下多又亡陰，故熱仍不解。姜附以回陽，參苓以滋陰，則煩躁止而外熱自除。此又陰陽雙補法。

茯苓四逆湯

茯苓 四兩　人參 一兩　附子 一枚，去皮，生用，切八片

甘草 二兩，炙　乾姜 一兩五錢

右五味，以水五升，煮取三升，去滓，温服七合，日二服。

下後復發汗，晝日煩躁不得眠，夜而安靜，不嘔不渴，無表証，脈沉微，身無大熱者，乾姜附子湯主之。

當發汗而反下之，下後不解，復發其汗，汗出而裡陽

將脫故煩躁也晝日不得眠虛邪獨據于陽分也夜而安靜知陰不虛也不嘔渴是無裡熱不惡寒頭痛是無表証脈沉微是純陰無陽矣身無大熱表陽將去矣幸此微熱未除煩躁不寧之際獨任乾姜生附以急回其陽此四逆之變劑也

乾姜附子湯

乾姜一两　附子一枚去皮生用切八片

右二味以水三升煮取一升去滓頓服

下之後復發汗必振寒脈微細所以然者內外俱虛故也

內陽虛、故脈微細、外陽虛、故振慄惡寒、即乾姜附子證、

○右論四逆加減證、

傷寒論卷四

三十五

吳茱萸湯證

少陰病吐利、手足厥冷、煩躁欲死者、吳茱萸湯主之。

少陰病吐利煩躁、四逆者死、四逆者、四肢厥冷、兼臂脛而言、此云手足、是指指掌而言、四肢之陽猶在、岐伯曰、四末陰陽之會、氣之大路也、四街者、氣之經絡也、絡絶則經通、四末解則氣從合、故用吳茱萸湯以溫之、吐利止而煩躁除、陰邪入于合者、更得從陽而出乎井矣。

乾嘔吐涎沫、頭痛者、吳茱萸湯主之。

嘔而無物、胃虛可知矣、吐惟涎沫、胃寒可知矣、頭痛

者、陽氣不足、陰寒得以乘之也、吳茱萸湯、温中益氣、
升陽散寒、嘔痛盡除矣、乾嘔吐涎、是二證、不是並見、
食穀欲嘔者、屬陽明也、吳茱萸湯主之、得湯反劇者、屬
上焦也、
胃熱則消穀善饑、胃寒則水穀不納、食穀欲嘔、固是
胃寒、服湯反劇者、以痰飲在上焦為患、嘔盡自愈、非
謂不宜服也、此與陽明不大便、服柴胡湯、胃氣因和
者不同、
吳茱萸湯
吳茱萸一升、湯洗七次　人參三兩　生姜六兩

大棗十二枚

水七升煮取二升温服七合日三服

吳茰温中散寒則吐利可除人參安神定志則煩可止姜棗調和營衛則手足自温頭痛自瘳矣

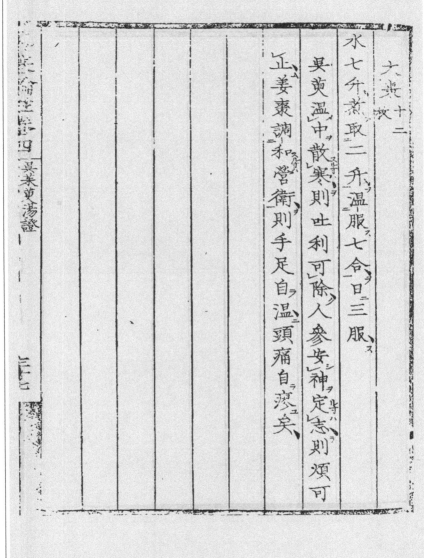

白通湯証

少陰病下利脈微者與白通湯利不止厥逆無脈乾嘔煩者白通加猪胆汁湯主之服湯後脈暴出者死微續者生

下利脈微是下焦虚寒不能制水故也與白通湯以通其陽補虚却寒而制水服之利仍不止更厥逆反無脈是陰盛格陽也如乾嘔而煩是陽欲通而不得通也猪者水畜屬少陰也胆者甲木從少陽也法當取猪胆汁之苦寒為反佐加入白通湯中從陰引陽則陰盛格陽者當成水火既濟矣脈暴出者孤陽獨

行也、故死微續者、少陽初生也、故生、

白通湯

葱白四莖　乾姜一兩　附子一枚去皮生用

右三味、以水三升、煮取一升、去滓、分温再服、

白通加猪胆汁湯

本方、加人尿五合、猪胆汁一合、

和合、相得、分温再服、○無猪胆汁亦可服、

葱辛温而莖白通肺以行營衛陰陽、故能散寒邪而

通陽氣、率領姜附、入陽明而止利、入少陰而生脈也、

附子生用、亦取其勇氣耳、論中不及人尿而方後又

云無猪胆汁亦可服者，以人尿鹹寒直達下焦，亦能止煩除嘔矣。

下利，手足逆冷，無脈者，灸之不溫，若脈不還，反微喘者，死。

下利後脈絕，手足厥逆，晬時脈還，手足溫者生，脈不還者死。

此不嘔不煩，不須反佐，而服白通，外灸少陰及丹田、氣海，或可救于萬一。

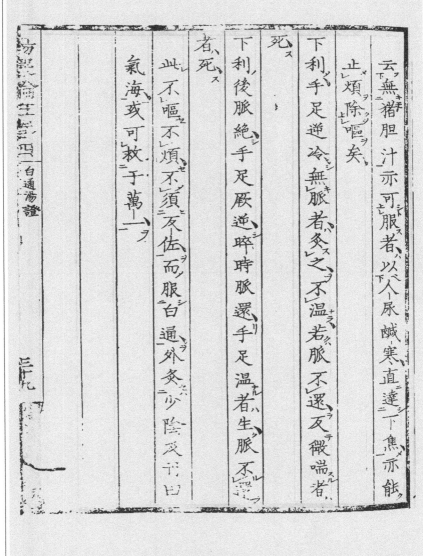

黄連阿膠湯證

少陰病、得之二三日、心中煩、不得卧、黄連阿膠湯主之。

此病發于陰、熱為在裡、與二三日無裡證、而熱在表者不同。按少陰受病、當五六日發、然發于二三日居多、二三日皆惡寒者、腎火衰敗也、必温補以益陽。反發熱者、腎水不藏也、宜微汗以固陽。口燥咽乾者、腎火上走空竅、急下之以存津液。此心中煩、不得卧者、腎火上攻于心也、當滋陰以涼心腎。

黄連阿膠湯

黄連四兩　阿膠三兩　黄芩

芍藥各二兩　　鷄子黃二枚

右五味以水六升先煮三物取二升去滓內阿膠烊盡少冷內鷄子黃攪令相得溫服七合日三服

鷄感巽化得心之母氣者也黃稟南方火色率芍藥之酸入心而斂神明引芩連之苦入心而清壯火驢皮被北方水色入通于腎濟水性急趨下內合于心與之相溶而成膠是火位之下陰精承之凡位以內為陰外為陽色以黑為陰赤為陽鷄黃赤而居內驢皮黑而居外法坎宮陽內陰外之象因以制壯火之食氣耳

猪苓湯證

少陰病下利六七日、欬而嘔渴、心煩不得眠者、猪苓湯主之。

少陰病、但欲寐、心煩而反不得臥、是黃連阿膠証也、然二三日心煩、是實熱、六七日心煩、是虛煩矣、且下利而熱渴、是下焦虛、不能制水之故、非芩連芍藥所宜、欬嘔煩渴者、是腎水不升、下利不眠者、是心火不降耳、凡利水之劑、必先上升而後下降、故用猪苓湯主之、以滋陰利水而升津液、斯上焦如霧、而欬渴除、中焦如漚、而煩嘔靜、下焦如瀆、而利自止矣、

猪苓湯

猪苓　澤瀉　茯苓

滑石　阿膠各一兩

右五味以水四升先煮四味取二升内阿膠烊盡温服七合日三服

五味皆潤下之品為少陰樞機之劑猪苓阿膠黒色通腎理少陰之本也茯苓滑石白色通肺滋少陰之源也澤瀉阿膠鹹先入腎壯少陰之體二苓滑石淡滲膀胱利少陰之用故能升水降火有治陰和陽通理三焦之妙

陽明病、若脉浮發熱、渴欲飲水、小便不利者、猪苓湯主之。

脉証全同五苓。彼以太陽寒水、利于發汗、汗出則膀胱氣化、而小便行、故利水之中、仍兼發汗之味。此陽明燥土、最忌發汗、汗之則胃亡津液、而小便更不利、所以利水之中、仍用滋陰之品。二方同為利水、太陽用五苓者、因寒水在心下、故有水逆之証、桂枝以散寒、白朮以培土也。陽明用猪苓者、因熱邪在胃中、故有自汗証、滑石以滋土、阿膠以生津也。散以散寒、湯以潤燥、用意微矣。

二方皆是散飲之劑、太陽轉属陽明者、其渴尚在上

焦故仍用五苓入心而生津陽明自病而渴者本于中焦故又藉猪苓入胃而通津液

陽明病汗多而渴者不可與猪苓湯以汗多胃中燥猪苓湯復利其小便故也

陽明病重在亡津液飲水多而汗不多小便不利者可與猪苓湯利之若汗出多以大便燥飲水多即無小便不可利之不知猪苓湯本為陽明飲多而用不為陽明利水而用也不可與猪苓湯即屬腑者不令溲數之意以此見陽明之用猪苓亦仲景不得已之意矣汗多而渴當白虎湯胃中燥當承氣湯是在言外

猪膚湯證

少陰病、下利咽痛、胸滿心煩者、猪膚湯主之。

少陰下利、下焦虛矣。少陰脈循喉嚨、其支者出絡心、注胸中。咽痛胸滿心煩者、腎火不藏、循經而上走于陽分也。陽併于上、陰併于下。火不下交于腎、水不上承于心。此未濟之象。猪為水畜、而津液在膚、君其膚以除上浮之虛火、佐白蜜白粉之甘、瀉心潤肺而和脾、滋化源培母氣、水升火降、上熱自除、而下利止矣。

猪膚湯

猪膚一兩

右一味以水一斗煮取五升去滓加白蜜一升白粉五合熬香和合相得温分六服

○附咽痛諸方

少陰病二三日咽痛者可與甘草湯不差者與桔梗湯

但咽痛而無下利胸滿心煩等証但甘以緩之足矣不差者配以桔梗辛以散之也其熱微故用此輕劑耳

甘草湯

甘草二兩

右一味以水三升煮取一升半去滓分温再服

桔梗湯

甘草　桔梗各二兩　餘同前法

少陰病、咽中痛、半夏散及湯主之、

半夏散　半夏　桂枝　甘草

右三味、各等分、各擣篩已、合治之、白飲和服方寸匕、日二服、若不能散服、以水一升、煎七沸、内散方寸匕、更煮三沸、下火令少冷、少少嚥之、

此必有悪寒欲嘔証、故加桂枝以散寒、半夏以除嘔、若夾相火、則辛温非所宜矣、

少陰病、嘔而咽中傷生瘡、不能語、聲不出者、苦酒湯主之、

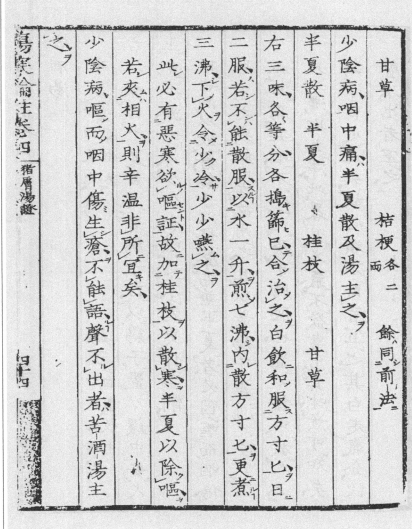

苦酒湯

半夏（十四枚洗破如棗核大）　鷄子（一枚去黃存白留殼中）

右二味內半夏苦酒著鷄子內以鷄子置刀鐶中安火上令三沸去滓少少含嚥之不差更作三劑

取苦酒以斂瘡鷄子以發聲而兼半夏者必因嘔而咽傷胸中之痰飲尚在故用之且以散鷄子苦酒之酸寒似令滋潤其咽不令泥痰于胸膈也置刀鐶中放火上只三沸即去滓此畧見火氣不欲盡出其味意可知矣鷄子黃走血分故心煩不卧者宜之其白走氣分故聲不出者冝之

四逆散證

少陰病四逆泄利下重其人或欬或悸或小便不利或腹中痛者四逆散主之

四肢為諸陽之本陽氣不達于四肢因而厥逆故四肢多屬于陰此則泄利下重是陽邪下陷入陰中陽內而陰反外以致陰陽脈氣不相順接也可知以手足厥冷為熱厥四肢厥逆為寒厥者亦鑿矣條中無主證而皆是或然證四逆下必有闕文今以泄利下重四等移至四逆下則本方乃有綱目或欬或利或小便不利同小青龍證厥而心悸同茯苓甘草證或

欬或利或腹中痛或小便不利又同真武証種種是水氣爲患不發汗利水者洩利下重故也洩利下重又不用白頭翁湯者四逆故也此少陰樞無主故多或然之証因取四物以散四逆之熱邪隨症加味以治或然証此少陰氣分之下劑也所謂厥應下之者此方矣

四逆散

甘草炙　枳實　柴胡

芍藥

右四味各十分擣篩白飲和服方寸匕日三服○咳者

加五味子乾姜各五分并主下利○悸者加桂枝五分○小便不利者加茯苓五分○腹中痛者加附子一枚炮令拆○洩利下重者先以水五升內薤白三升煮取三升去滓以散三方寸匕內湯中煮取一升半分溫再服

此倣大柴胡之下法也以少陰為陰樞故去黃芩之大寒姜夏之辛散加甘草以易大棗良有深意然服方寸匕恐不濟事少陽心下悸者加茯苓此加桂枝少陽腹中痛者加芍藥此加附子其法雖有陰陽之別恐非洩利下重者宜加也薤白性滑能洩下焦陰

陽氣滯然辛温太甚葷氣逼人頻用三升而入散三匕只聞薤氣而不知藥味矣且加味俱用五分而附子一枚薤白三升何多寡不同若是不能不致疑于朴和編集之誤耳

厥陰脈證

厥陰之爲病，消渴，氣上撞心，心中疼熱，饑而不欲食，食則吐蚘，下之利不止。

太陰厥陰皆以裡證爲提綱。太陰主寒，厥陰主熱。太陰爲陰中之至陰，厥陰爲陰中之陽也。太陰腹滿而吐食不下，厥陰饑不欲食，食即吐蚘。同是不能食，而太陰則滿，厥陰則饑。同是下吐，而太陰吐食，厥陰吐蚘。此又主脾主肝之別也。太陰病則氣下陷，故腹時痛而自利；厥陰病則氣上逆，故心疼熱而消渴。此濕土風木之殊也。太陰主開，本自利而下之，則開拆胸下結鞕甚開拆及闔也厥陰主闔氣上逆而下之則闔拆利不止者闔拆及開也按兩陰交盡名曰厥陰又名陰之絶陽則厥陰為病宜無病熱矣以厥陰脈絡于少陽厥陰熱病皆相火化令耳厥陰經脈上膈貫肝氣旺故上撞心氣有餘即是火故消渴而心中疼熱火能消物故饑肝脈挾胃肝氣旺故胃口閉塞而不欲食也蟲為風化厥陰病則生蚘蚘聞食臭則上入于膈而從口出也病發于陰而反下之則氣無止息而利不止矣烏梅丸主之可以除蚘亦可以止利

傷寒腹滿讝語寸口脈浮而緊此肝乘脾也名曰從刺期門

腹滿詀語得太陰陽明內証脈浮而緊得太陽陽明表脈陰陽表裡疑似難明則証當詳辨脈宜類推脈法曰脈浮而緊者名曰弦也弦為肝脈內經曰諸腹脹大皆屬于熱又曰肝氣甚則多言是腹滿由肝火而詀語乃肝旺所發也肝旺則侮其所勝直犯脾土故曰縱刺期門以瀉之庶不犯厥陰汗下禁

上條是肝乘心此條是肝乘脾下條是肝乘肺肝為相火有瀉無補者此類是也

傷寒發熱嗇嗇惡寒大渴欲飲水其腹必滿此肝乘肺也名曰橫刺期門自汗出小便利其病欲解

發熱惡寒寒為在表渴欲飲水熱為在裡其腹因飲多而滿非太陰之腹滿亦非厥陰之消渴矣此肝邪挾火而尅金脾精不上歸于肺故大渴肺氣不能通調水道故腹滿是侮所不勝寡于畏也故名曰橫必刺期門隨其實而瀉之得自汗則惡寒發熱自解得小便利則腹滿自除矣

厥陰病渴欲飲水者少少與之愈

水能生木能制火故厥陰消渴最宜之

厥陰中風脈微浮爲欲愈、不浮爲未愈、

厥陰受病、則尺寸微緩而不浮、今微浮是陰出之陽、亦陰病見陽脈也、

有厥陰中風欲愈脈、則應有未愈證、夫以風木之臟、値風木主氣時、復中于風、則變端必有更甚他經者、不得一焉、不能無闕文之憾、

厥陰病、欲解時、從丑至卯上、

木旺于丑、旺于寅卯、故主此三時、

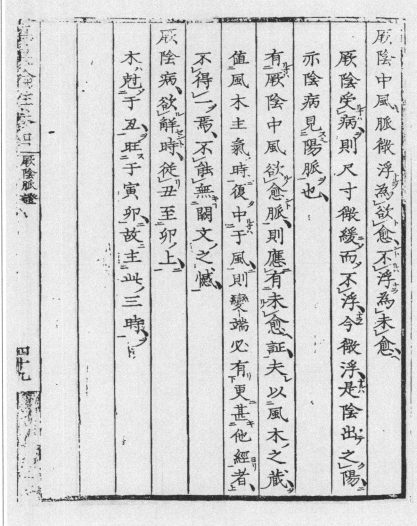

烏梅丸證

傷寒脈微而厥至七八日膚冷其人躁無暫安時者此為藏厥非蚘厥也蚘厥者其人當吐蚘今病者靜而復時煩此非藏寒蚘上入膈故煩須臾復止得食而嘔又煩者蚘聞食臭出其人故吐蚘吐蚘者烏梅丸主之又主久利

傷寒脈微厥冷煩躁者在六七日急灸厥陰以救之此至七八日而膚冷不煩而躁是純陰無陽因藏寒而厥不治之證矣然蚘厥之證亦有脈微膚冷者是内熱而外寒勿遽認為藏厥而不治也其顯證在吐

蚘而細辨在煩躁藏寒則躁而不煩內熱則煩而不躁其人靜而時煩與躁而無暫安者迥殊矣此與氣上撞心心中疼熱饑不能食食即吐蚘者互文以見意也蚘者昆蟲也因所食生冷之物與胃中濕熱之氣相結而成今風木為患相火上攻故不下行穀道而上出咽喉故用藥亦寒熱相須也此是胸中煩而吐蚘不是胃中寒而吐蚘故可用連柏要知連柏是寒因熱用不特苦以安蚘看厥陰諸證與本方相符下之利不止與又主久利句合則烏梅丸為厥陰主方非只為蚘厥之劑矣

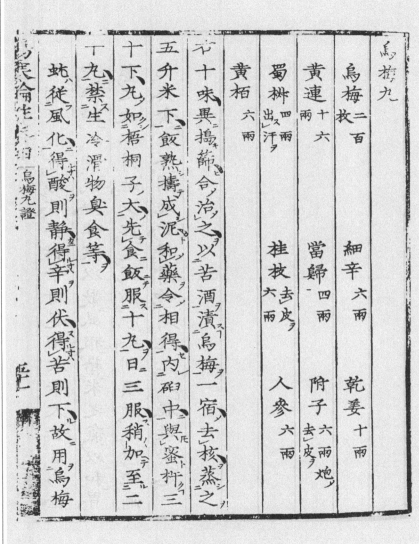

烏梅丸

烏梅 二百枚　細辛 六兩　乾姜 十兩

黃連 十六兩　當歸 四兩　附子 六兩炮去皮

蜀椒 四兩出汗　桂枝 六兩去皮　人參 六兩

黃柏 六兩

右十味，異擣篩，合治之，以苦酒漬烏梅一宿，去核，蒸之五升米下，飯熟擣成泥，和藥令相得，內臼中，與蜜杵三千下，丸如梧桐子大，先食飲服十丸，日三服，稍加至二十丸，禁生冷滑物臭食等。

蚘從風化，得酸則靜，得辛則伏，得苦則下，故用烏梅

苦酒至酸者為君姜椒辛附連栢大辛大苦者為臣
佐參歸以調氣血桂枝以散風邪藉米之氣以和胃
蜜之味以引蚘少與之而漸加之則煩漸止而蚘漸
化矣食生冷則蚘動得滑物則蚘上入膈故禁之

白頭翁湯證

熱利下重者白頭翁湯主之

暴注下迫屬于熱熱利下重乃濕熱之穢氣發過廣腸故魄門重滯而難出也內經曰小腸移熱于大腸為虙瘕即此是也

下利欲飲水者以有熱故也白頭翁湯主之

下利屬胃寒者多此欲飲水其內熱可知

下利脈沉弦者下重也脈大者為未止脈微弱數者為欲自止雖發熱不死

前條論證此條言脈互相發明復出發熱二字見熱

利指内熱不是協熱沉爲在裡弦爲少陽此膽氣不
升火邪下陷故下重也脉大爲陽明兩陽相熏灼大
則病進故爲未止微弱爲虚利後而數亦爲虚故欲
自止發熱者熱自裡達外陰出之陽故不死
下利有微熱而渇脉弱者令自愈
發熱而微表當自解矣熱利脉弱裡當自解矣可不
服白頭翁而待其自愈也乃渇欲飲水之互文
下利脉數有微熱汗出令自愈設脉復緊爲未解
汗出是熱從汗解内從外解之兆緊即弦之互文
下利脉數而渇者令自愈設不差必圊膿血以有熱故

也、

脈數有虛有實、渴亦有虛有實、若自愈則數為虛熱
渴為津液未復也、若不差、則數為實熱、渴為邪火正
熾矣、

下利寸脈反浮數、尺中自濇者、必圊膿血

寸為陽、沉數是陽陷陰中、故圊血、今脈反浮、是陰出
之陽、利當自愈矣、濇為少血、因便膿血後見于尺中、
亦順脈也、前條是未圊膿血、因不差而預料之辭、此
在膿血已圊後、因寸浮尺濇而揣摩之辭、不得以必
字作一例看

傷寒六七日不利復發熱而利其人汗出不止者死有陰無陽故也

六七日當陰陽自和復發熱而利正氣虚可知汗出不止是陽亡而不能衛外也有陰無陽指内而言此為亡陽與熱利之發熱不死汗出自利者天淵矣

白頭翁湯

白頭翁二兩　黄連　黄檗

秦皮各三兩

右四味以水七升煮取二升去滓温服一升

四物皆苦寒除濕勝熱之品也白頭翁臨風偏靜長

于驅風蓋藏府之火靜則治動則病動則生風風生熱也故取其靜以鎮之秦皮木小而高得清陽之氣佐白頭升陽協連栢而清火此熱利下重之宜劑

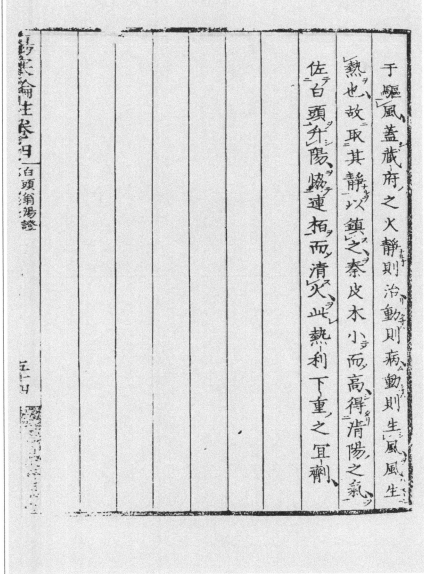

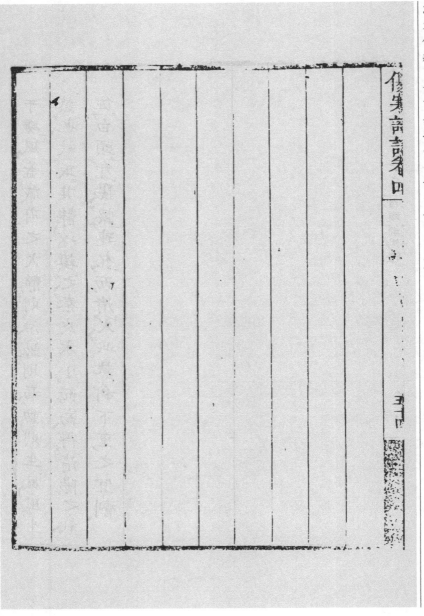

熱厥利證

傷寒一二日ヨリ至二四五日一而厥者ハ必發レ熱前熱者ハ後必厥

厥深キ者ハ熱亦深厥微者ハ熱亦微厥應レ下レ之而反發レ汗者ハ

必口傷レ爛赤ニ

其四五日来惡寒無キ熱可レ知ル手足ハ爲二諸陽之本一陰盛

而陽不レ達故厥冷也ニ傷寒三日三陽爲レ盡四五日ニ而

厥者ハ三陰受クル邪也陰經受レ邪ニ無レ熱可キ發レ陰主ハ藏藏氣

實而不レ能レ入則還二之于府一必發熱者ハ寒極而生レ熱也

先厥後熱爲二陽乗一陰陰邪未レ散故必復發此陰中有

陽乃陰陽相搏而爲二厥熱一與二厥陰亡一陽者ハ迴別也欲

知其人陽氣之多寡即觀其厥之微甚厥之久者鬱熱亦久厥之輕者鬱熱亦輕故熱與厥相應耳若陽虛而不能支即成陰厥而無熱矣熱發三陽未入于府者可汗熱在三陰已入于府者可下陰不得有汗而強發之此為逆也陽虛不能外散而為汗必上走空竅口傷爛赤所由至矣然此指熱傷氣而言若動其血或從口鼻或從目出其害有不可言者下之清之謂對汗而言是胃熱而不是胃實非三承氣所宜厥微者當四逆散芍藥枳實以攻裡柴胡甘草以和表也厥深者當白虎湯參甘粳米以扶陽石膏知母

以除熱也

脉滑而厥者裡有熱也白虎湯主之

上條明熱厥之理此條明熱厥之脉并熱厥之方脉弱以滑是有胃氣緩而滑名熱中與寒厥之脉微欲絶者大相徑庭矣當知有口燥舌乾之證與口傷爛赤者照應焉

傷寒病厥五日熱亦五日設六日當復厥不厥者自愈厥終不過五日故知自愈

陰盛格陽故先厥陰極陽生故後熱熱與厥相應是謂陰陽和平故愈厥終即不厥也不過五日即六日

不復厥之謂、愈指熱言、

傷寒熱少厥微、指頭寒、默默不欲飲食、煩躁數日小便利色白者、此熱除也、欲得食其病為愈若厥而嘔胸脇逆滿者、其後必便血、

身無大熱手足不冷、但指頭寒此熱微厥亦微也凡能食不嘔是三陰不受邪若其人不嘔但默默不欲飲食此內寒亦微煩躁是內熱反盛數日來小便之難者已利色赤者仍白是陰陽自和熱除可知不欲食者今欲得食不厥可知矣若其人外雖熱少厥微而嘔不能食內寒稍深矣胸脇逆滿內熱亦深矣熱

深厥深不早治之致熱傷陰絡其後必便血也此少陽半表半裡症微者小柴胡和之深者大柴胡下之

傷寒發熱四日厥反三日復熱四日厥少熱多其病當愈四日至七日熱不除者其後必便膿血

傷寒以陽為主熱多當愈熱不除為太過熱深厥微必傷陰絡醫者當于陽盛時預滋其陰以善其後也四日至七日自發熱起至厥止而言熱不除指復熱四日復熱四日句語意在其病當愈下

傷寒厥四日熱反三日復厥五日其病為進寒多熱少陽氣退故為進也

凡厥與熱不相應便謂之反上文先熱後厥是陽為主此先厥後熱是陰為主熱不及厥之一二厥反進熱之二熱微而厥反勝此時不急扶其陽陰盛以亡矣[illegible]始發熱六日厥反九日而利凡厥利者當不能食今反能食者恐為除中食以索餅不發熱者知胃氣尚在必愈恐暴熱來出而復去也後三日脈之其熱續在脈和者期之是日夜半愈所以然者本發熱六日厥反九日復發熱三日并前六日亦為九日與厥相應故期之是日夜半愈後三日脈之而脈數其熱不罷者此為熱氣有餘必發癰膿也

病雖發于陽而陰反勝之厥利此胃陽將乏竭矣如胃陽未亡腹中不冷尚能化食故食之自安若除中則反見善食之狀如中空無陽今俗云食祿將盡者是也此爲陽邪入陰原是熱厥熱利故能食而不爲除中其人必有煩躁見于外是厥深熱亦深故九日復能發熱復熱則厥利自止可知曰熱續在則與暴出有別續熱三日來其脈自和可知熱當自止正與厥相應故愈此愈指熱言夜半者陽得陰則解也若續熱三日而脈數句知熱之不止是陽氣有餘必有癰膿之患○便膿血是陽邪下注于陰竅潰癰膿是

陽邪外溢于形身俗所云傷寒留毒者是也

發熱而厥七日下利爲難治

發于陽者當七日愈今厥不止而反下利恐爲除中故難治若躁煩而能食尚爲熱厥利耳○便膿血發癰膿者是不足而往有餘從之也發熱而厥除中者是有餘而往不足隨之也

傷寒先厥後發熱而利者必自止見厥復利

先厥利而後發熱者寒邪盛而陽氣微陽爲陰抑故也其始也無熱惡寒而復厥利疑爲無陽其繼也發熱而厥利自止是爲晚發此時陰陽自和則[illegible]

氣勝則虛熱外退而真寒內生厥利復作矣厥與利
相應則愈是陽消陰長之機
傷寒先厥後發熱而下利必自止而反汗出咽中痛者
其喉為痺發熱無汗而利必自止若不止必便膿血便
膿血者其喉不痺
此與上條同為先陰後陽寒盡生熱之證而陽氣虛
實不同上條陽不敵陰故陽退而陰進此熱雖發汗
厥後而陽能勝陰故厥利自止而不復發然陽氣有
餘者又有犯上陷下之不同即可以發熱時有汗無
汗為區別下利不當有汗有汗是陽反上升故咽中

痛而成喉痺無汗是陽從中發熱與厥應厥利止而
其熱自解矣若厥止而熱與利不止是陽邪下陷必
便膿血下而不上故咽不痛而喉不痺
上段似少陰之亡陽下段似陽明之協熱利汗因于
心無汗則心氣平故火不上炎而咽不痛利因于胃
利止則胃液藏故火不下陷而無膿血
傷寒發熱下利至甚厥不止者死
傷寒發熱下利厥逆躁不得卧者死
厥利不止藏府氣絶矣躁不得卧精神不治矣微陽
不久留故死

復脈湯證

傷寒脈結代心動悸者炙甘草湯主之

寒傷心主神明不安故動悸心不主脈失其常度故結代也結與代皆為陰脈傷寒有此所謂陽證見陰脈者死矣不忍坐視姑製炙甘草湯名曰復脈云以見仁人君子之用心更欲挽回于天事已去之候耳收槍餘燼背城借一猶勝于束手待斃

炙甘草湯

甘草四兩炙　桂枝　生姜各三兩

麥門冬半升　棗仁半斤舊本用麻仁者誤　人參

阿膠各二兩　大棗三十枚　生地黄一斤

右九味以酒七升水八升先煮八味取三升去滓内膠消盡温服一升日三服

一百十三方未有用及地黄麥冬者恐亦叔和所附然以二味已載神農本經爲滋陰之上品因傷寒一書故置之不用耳此或陽亢陰竭而然復出補陰制陽之路以開後學滋陰一法生地黄麥冬阿膠滋陰人參桂枝清酒以通脈甘草姜棗以和營衛酸棗仁以安神結代可和而悸動可止矣所謂補心之陽實亦通行者歟

脈来緩時一止復来者名曰結脈来數時一止復来者名曰促陽盛則促陰盛則結此皆病脈

持其脈口五十動而不一止者五藏皆受氣呼吸閏息脈以五至為平太過不及是陰陽偏勝失其常度矣偏勝之脈更為邪阻則止而不前陽邪盛而數中見止名曰促有急趨忽蹶之象也陰邪盛而緩中見止名曰結有綿綿瀉漆之狀也陽盛可知為陰虛之病脈陰盛可知為陽虛之病狀矣

又脈来動而中止更来小數中有還者反動名曰結陰也脈来動而中止不能自還因而復動者名曰代陰也

得此脈者難治

陰陽相搏而脈動傷寒見此是形冷惡寒三焦皆傷矣况有動中見止更來小數中有還者反動宛如雀啄之狀不以名促反從結名者以其為心家真藏之陰脈也更有動而中止不能自還因而復動宛如蝦遊之狀不可名結因得代名者以乍踈乍數為脾家將絶之陰脈也

脈瞥瞥如羹上肥者陽氣衰也脈縈縈如蜘絲者陰氣衰也

浮而虛大者陽已無根沉而虛細者陰已無根

其脈浮而汗出如流珠者衛氣衰也脈綿綿如瀉漆之
絶者亡其血也
脈浮為陽盛法當無汗而反汗出如流珠是陽虛不
能衛外而為固絶汗出矣陰虛不能藏精而主血綿
綿其去如瀉漆矣
傷寒欬逆上氣其脈散者死謂其形損故也
外寒傷形内熱傷氣欬逆不止氣升而不下脈散而
不朝心肺之氣已絶矣原其欬逆之故因于寒傷形
形氣不相保耳
脈浮而洪身汗如油喘而不休水漿不下形體不仁乍

靜乍亂此為命絕也
脉浮而洪不是死脉而汗出如油是心液盡脫陽反獨留之脉也治節不行倉廩不納形神無主無生理矣
又未知何藏先受其災若汗出髮潤喘不休者此為肺先絕也陽反獨留形體如烟熏直視搖頭者此為心絕也脣吻反青四肢漐習者此為肝絕也環口黧黑柔汗發黄者此為脾絕也溲便遺失狂言目反直視者此為腎絕也
又未知何藏陰陽先絕若陽氣前絕陰氣後竭者其人

死身色必青陰氣前絕陽氣後竭若其人死身色必赤腋下溫心下熱也五藏相生一藏受災四藏不救陰陽相須彼氣先絕此氣不存有司命之責者可不訓乎未災未逃之先歟

陰陽易證

傷寒陰陽易之爲病，其人身體重，少氣，少腹裡急，小便不利，陰中拘攣，熱上衝胸，頭重不欲舉，眼中生花，膝脛拘急者，燒裩散主之。

此證無內外因，本非傷寒，而冠以傷寒者，原其因也。無惡寒發熱之表證，無胃實自利之裡因，淫情之不禁，而餘邪得以投其隙，移禍于不病之人，頓令三身之精氣神形皆受慾火之爲害，是不病於傷寒，而病于陰陽之易也。

勿得以男女分名也。夫邪之所湊，其氣必虛，陰虛而淫邪湊之故少氣而熱上衝胸氣少不能運軀故頭重不舉身體皆重邪中于陰故陰中拘攣衝任脈傷故小腹裡急精神散亂故眼中生花搖動筋骨故膝脛拘急病由于腎毒侵水道故小便不利耳譫非土木金石之味所能愈仍須陰陽感召之理以制之斯裩襠之以意相求也

燒裩散

右取婦人中裩近隱處者剪燒灰以水和服方寸匕日三服小便即利陰頭微腫則愈婦人病取男子裩襠燒灰

裩襠者男女陰陽之衛陰陽之以息相吹氣相聚精相向者也衛乎外者自能清乎内感于無形者以之治有形故取其近隱處燒而服之形氣相感得其隱曲小便即利陰頭微腫濁陰走下竅清陽出上竅慾火平而諸証悉除矣男服女女服男仍合陰陽交易之理男女媾精之義格物之情至纖之品為至奇之方有如此者

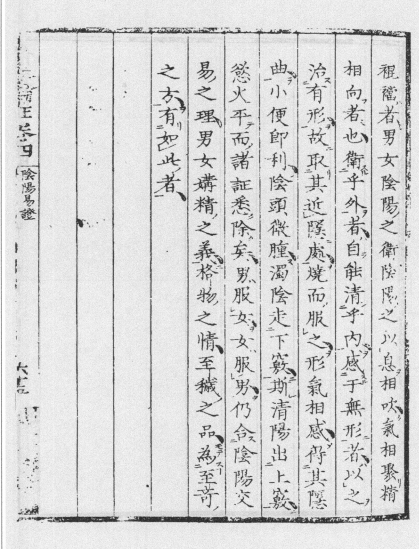

諸寒熱証

病人身大熱反欲近衣者熱在皮膚寒在骨髓也病人身大寒反不欲近衣者寒在皮膚熱在骨髓也

此屬内因不是外感亦不關于七情病在形軀不涉藏府亦不犯于經絡故無六經脈證之可憑非天時寒熱所可拘也是病只在骨髓不在皮膚皮膚寒熱是指不時不是指病兩身字言身當其時也若指皮膚則不可為骨髓非身矣風寒之邪得之于驟故無定體或發熱惡寒或骨内熱而藏府寒或手足寒而腸胃熱或内外皆寒或表裡俱熱此骨髓之邪積漸

使然故無定體傷寒中風之寒是時令之邪氣故惡
其邪者畏而惡之此大熱大寒是時令之正氣因病
非外来故反欲之傷寒中風之發熱是人身之陽氣
故能與寒氣相争此骨髓之寒熱是漸積之伏邪故
雖逢天令之大寒大熱亦不能除時大熱而身反欲
復衣 時大寒而反欲裸身此病
在骨髓與榮衛者不同法當以六味八味二丸補
腎中之真陰真陽而骨髓之畜熱痼寒可得漸平耳
原化胴伯水攻之法但可以資譚柄而不可為継也
口渴有酒漸惡寒而復發熱者何答曰陰[illegible]不[illegible]

往從之陽脈不足陰往乘之曰何謂陽不足荅曰假令
寸口脈微名曰陽不足陰氣上入陽中則洒淅惡寒也
曰何謂陰不足荅曰尺脈弱名曰陰不足陽氣下陷入
陰中則發熱也
前條病在骨髓故著而不移此病在經絡故寒熱互
覆然與外感之往来寒熱瘧疾之鼓頷戰慄又不同
病得之外感而惡寒發熱者必見有餘之脈病得之
内因而惡寒發熱者全是不足之脈見脈之不足則
寒固爲虚寒而熱亦爲虚熱矣寸者陽所治也寸口
脈微則微爲無陽是陽脈不足故下焦之陰寒得以

上乘陽位而洒淅惡寒也尺者陰所治也尺脈弱為血虛是陰脈不足故上焦虛陽得以下陷陰部而發熱也人身陰陽之氣互為之根而又以陽為主故陽脈微則陰脈亦弱其始也乘陽而惡寒陰不平則陽不秘故繼也從陽而發熱夫陽為陰乘陽脈固見其不足而陰脈亦不見其有餘陽雖微尚能發熱不終惡寒猶不失陽道實陰道虛之定局耳亡陽則陰不獨存矣故治之者當以扶陽為急此補中益氣之方為功最巨也

病人脈微而濇者此為醫所病也大發其汗又數大下

之其人亡血病當惡寒後乃發熱無休止時夏月盛熱欲著複衣冬月盛寒欲裸其身所以然者陽微則惡寒陰弱則發熱此醫發其汗使陽氣微又大下之令陰氣弱五月之時陽氣在表胃中虛冷以陽氣內微不能勝冷故欲著複衣十一月之時陽氣在裡胃中煩熱以陰氣內弱不能勝熱故欲裸其身又陰脈遲澀故知亡血也

先寒後熱陽微陰弱其證與上文同前條病因在血脈虛此病因在妄汗下以致亡血而脈微澀也夏月四句是寫寒熱發作時狀始而惡寒雖在盛夏欲著

複衣縱而發熱雖當隆冬欲裸其身此是誤辭勿以
無休止時作綿連冬夏解也醫發其汗以下又重釋
前義亦蛇足矣

此條又可分作四證看寒熱往來不休如瘧者爲一
証或陽氣内微但惡寒不發熱病在盛暑而欲著複
衣者爲一証或陰氣内弱但發熱不惡寒病在隆冬
而欲裸身者爲一証或其人綿連冬夏在盛暑反惡
寒隆冬反惡熱爲一証此各從元氣之厚薄而寒熱
爲之淺深耳

傷寒論註卷四終